統合失調症

その新たなる真実

岡田尊司
Okada Takashi

PHP新書

はじめに　克服できる病気に

　半年ほど前、私はあるカップルの結婚式に招かれた。精神科医である私が、担当した患者さんの結婚式に招かれることは、それほど多くない。精神科医として二十年余りのキャリアで、今回が二度目だった。前回のときは、精神科医という正体を隠しての出席だったから、精神科医として出席させてもらったのは、初めてのことだった。患者さんは、学生時代から統合失調症をわずらい、今ではすっかりよくなって、伴侶となる素敵な女性に出会い、結婚することになったのである。病気のことや苦しかった闘病生活のことも包み隠さず紹介し、今も薬をのんでいることも、堂々と明かした。何も言わなければ、明るく、感じのいい好青年としか見えないだろうが、あえて、自分が抱えている障害や苦難を、出席者にも知ってもらうという選択をしたのだと思う。涙に声を詰まらせた母親の挨拶、駆けつけた友人からの祝福、途中で、花嫁の体調が悪くなるというアクシデントはあったが、優しく気遣う新郎の姿は、何とも微笑ましく、実に感動的な結婚式であった。

　その姿からは、今も、かすかではあるが幻聴という症状を抱えているとは、誰も想像ができないだろう。統合失調症という病気を抱えていても、今では、健康な人とまったく変わらないくらいに、人生をエンジョイし、有意義な日々を過ごすことが可能となっている。そのことを、彼は身をもって示すことで、われわれにも大きな勇気を与えてくれたように思う。

幸いなことに、治療技術は日進月歩であり、こうしたケースが、けっして例外的なことではなくなりつつあるのだ。

統合失調症は、およそ百人に一人が罹患《りかん》することになる、頻度の高い、身近な疾患である。にもかかわらず、多くの人にとっては、まだ縁遠く不可解な疾患でしかないのが現状である。昔に比べれば、精神科の垣根も低くなったとはいえ、精神病に対しては、依然根深い偏見があり、病気のことを知られることに不安を感じ、家族が、統合失調症患者をひた隠しにしようとする場合もある。そうせざるを得ない現実があるのだ。秘め隠すことで現実を知ってもらえず、余計に周囲の理解が育まれないという悪循環もあった。

だが、今や時代は大きく変わろうとしている。是非、この疾患について、もっと多くの人に知ってもらい、正しい理解をもってほしい。そして、この疾患の過酷な側面とともに、実に人間的で、親しみの湧く側面にも出合っていただければと思う。

統合失調症は、高度な精神をもつ人間だけがかかる病である。その病には、人間であることの本質的な苦悩や矛盾が顕《あらわ》れているとも言える。統合失調症の世界を知ることは、人間という存在の本質を、一つの極限の世界で発見することでもあるだろう。

精神科医となった二十代の頃から、私は統合失調症の人たちの純粋さに触れてきた。それは、われわれが忘れがちな、とても大切なものを教えてくれるように思えてならなかった。

その頃の体験をもとに、三年ほど前に、『風の音が聞こえませんか』という小説を京都新聞に連載した。統合失調症でひきこもっている青年と、彼を訪問することになった新人ケースワーカーの純愛を扱った長編小説である。朝刊の連載としては統合失調症という重いテーマの物語であったにもかかわらず、多くの読者が、一年間、読み続けてくださった。その小説に取り組んだときの思いも、統合失調症というものを、一般の人にも、もっと知って、身近なものとして感じてほしいという願いであった。統合失調症の人が出合う困難だけでなく、彼らがもつピュアな感性の魅力を、多くの人に知ってほしいとの思いもあった。私自身、その透き通るような感性と優しさに、救いを感じてきた一人だからである。

統合失調症を理解するためには、正しい知識とともに、人間として共感することが大切に思える。本書を書こうと思った理由の一つには、統合失調症を語る精神医学の用語が、あまりにも古色蒼然とし、非人間的で、形骸化し、現状と合わなくなっているということがある。統合失調症について、精神医学が好んで使う用語に、「平板化」とか「感情鈍麻」とか「常同的」といったものがある。極めつけは、「欠陥状態」という用語だ。これは、人間が、人間に用いるべき言葉なのだろうか？　これらの用語は、今日も公式に使用されている。門外漢の人が見れば、異様な気持ちに襲われるだろう。ここは、どこなのか。今は、何時代なのかと。

これらの用語は、患者ではなく、精神医学自体の「感情鈍麻」を表していないかと危惧する人もいるかもしれない。「平板化」し、「常同的」になっているのは、精神医学のほうではないかと。「欠陥状態」を示しているのは、精神医学ではないかと。

百年も前に、ドイツの過剰収容の精神病院に閉じ込められた患者たちを観察した結果生み出された用語が、今日もなお、大手を振って通用しているのである。悲しいことに、こうした用語を学んだ精神科医は、いつのまにか、そうしたフィルターを通して、患者を見るようになる。初々しい心で患者に接していた新人の医者も、五年もすれば、精神医学という偏光眼鏡を埋め込まれてしまうのだ。

そういう言葉で、患者の状態を片づけてしまうことは、不幸なことである。もっといきいきとした、共感的な言葉で語れないものなのか。人間として、彼らを苦しめる体験と彼らが囚われている世界を、もう少しだけでも共有できないものだろうか。それこそが、本来の精神医療の原点であるはずなのだ。

小説という形で取り組んだのも、そういう試みからであった。物語という形でしか、伝えられないこともあるからだ。本書では、この病の背景やメカニズム、治療技術や回復過程について、より専門的で、最先端の知識を、わかりやすく伝えることにも心を砕いたが、同時に、できるだけ無機質な記述ではなく、人間的な物語を盛り込むように心がけた。彼らが味わう苦悩の一端に触れるだけでなく、彼らもまた懸命に生きようとする愛すべき存在として、親しみを感じていただければ幸いである。

統合失調症の治療は、大きく様変わりしてきている。非常に良好な回復を示すケースが増えている。だが、その一方で、回復が頭打ちしてしまうという状況も見られる。そこには、病気という視点だけでは克服できない問題もかかわっている。本書を読み進んでいくにつれ、統合失調症という一つの精神疾患が、実は、個人的な疾患という意味にとどまらず、今日の社会が抱えている問題を鋭く照らし出して、われわれ人類に課題を突きつけていることを理解されるだろう。そして、その課題は、今日の社会の本質的矛盾にかかわるものであり、この矛盾を克服していくことが、統合失調症の回復を良好なものにするだけでなく、われわれの社会全体の幸福を増すということに気づかれるだろう。

統合失調症

その新たなる真実――目次

第二章 闇に閉ざされた歴史から希望の光へ

第三章　統合失調症の症状と診断

第四章　統合失調症と認知機能障害

第五章　統合失調症の神経メカニズムと原因

第六章　統合失調症と社会

第七章 統合失調症の治療と回復

第一章
統合失調症とは、どんな病気か

1 統合失調症がはじまるとき

宇宙からのメッセージを聴く若者

まだ駆け出しの精神科医だった頃、私は一人の若者と出会った。とても印象的な出会いだった。夏の早朝で、私は前夜から当直をしていた。ようやく深い眠りに落ちたと思ったとき、けたたましく鳴り響く電話に起こされた。診てもらいたい急患がいるという。私は重い体を起こし、白衣を羽織《はお》ると、外来のほうに向かおうとした。すると、職員と救急隊の隊員が、廊下の前に立っていて、開いた窓のほうを見ていた。中庭に続くフランス窓で、私は怪訝に思いながら、そこから外に出た。何かを遠巻きにするように、看護師が立っていて、小声で私に何事か耳打ちした。だが、私は目の前の光景のほうに気を奪われていた。

夏とはいえ、明けはじめたばかりの朝の空気はひんやりして、薄明の中に、ぼんやりと人影が浮かんでいた。そこは、石畳のテラスになっていて、その上に架かった棚は、薔薇や蔓草に覆われ、その下に洒落た白いテーブルが並べられていた。そのテーブルによりかかるように立った縦長のシャープなシルエットが、こちらを振り返った。片方の手でタバコをくわえながら、もう片方の手に何か丸い大きなものを抱えている。バイクのヘルメットだった。ぴっちりとした黒のライダー服に身を包んだ若者は、異世界からの使者のように、私の目には映った。彼の周りには、凛《りん》とはりつめたオーラが漂っていた。

だが、もう少し近づこうとした瞬間、私は別のことに注意を奪われた。はっきり見えてきた彼の頬は、涙で濡れていたのだ。

彼は私を見て、それ以上近づくなというように、片方の手のひらを私のほうに向けた。私は立ち止まって挨拶した。そこの椅子に座っていいかと訊ね、彼にも椅子を勧めた。私が座ると、彼も腰を下ろし、ヘルメットをテーブルの上に置いた。

それから、ぽつりぽつりと彼が話す言葉に、私は耳を傾けた。彼は「声」が聞こえてくるのだと言った。その声は宇宙の星から届くのだという。彼は、その星で自分は生まれ、その星に還《かえ》らなければならないのだとも言った。

それで、泣いているのかと訊ねると、彼は首をふった。

自分が泣いているのは、すべての人間の悲しみが、彼に押し寄せてくるからだというのだ。苦しめないでほしいと、彼は誰にともなく懇願した。自分には、どうすることもできないのに……。彼はまるで全人類の苦しみを一人で背負っているようだった。

彼の心情を荒唐無稽な妄想として片づけるのは簡単だろう。だが、彼の熱っぽく、一途なまなざしは、歪《ゆが》んだ顔に流れ落ちる涙とともに、高貴で崇高な何かを湛《たた》えていた。私は彼の苦悩の純粋さに心を打たれていた。

結局、その日彼は入院することになった。駆けつけてきた母親から、詳しい経緯が語られた。若者は、半年ほどひきこもりに近い状態が続いた末に、突如、バイクといっしょに行方不明になったのだ。夜中に森の中にある池の畔《ほとり》で、大声で叫んでいるところを発見され、救急隊が保護して、どうにか病院まで連れてきたのだ。

入院した直後から、彼は一切言葉を発しなくなり、無反応になった。食事も水も受けつけず、点滴だけの状態が数日続いた。点滴の中に安定剤を入れて、強力な薬物療法が行なわれた。それから彼の状態は、徐々に回復していった。だが、あの朝見たときのような、高貴なオーラは消え失せていた。薬物療法の影響で、体は重たげで、何か大切なものをなくしたようにうなだれていた。

三ヶ月ばかり入院して、彼はよくなって退院していった。ごく普通の若者に戻っていた。どちらかといえば、純粋すぎるくらい純粋で、優しくて、誰にでも親切な若者だった。気になるといえば、あまりにも無私無欲すぎることであった。我欲というものを、ほんとうにわずかしかもたないように思えた。

それから、一年半ほどしたある日、彼は私にレコードを貸してくれた。レッド・ツェッペリンのアルバムだった。その中の、彼のお気に入りは、『天国への階段』という曲だった。私はその哀切で、神秘の響きをもつ曲を何度も聴いた。その曲の歌詞に、興味を覚えるのと同時に、彼がその曲に惹かれる理由が、彼の妄想と関係しているような気がして、私は何となく不安になった。

私の不安は的中した。それから、彼の妄想も幻聴も、どんどんひどくなって、また悪い状態に逆戻りしてしまったのだ。薬物療法をやり直して、また彼から、精神医学でいう「病的体験」を奪い取った。彼はよくなって帰っていった。それから、しばらくは何事もなかったが、またある日、私のところに、カセットテープをもってきた。それからまた、彼は悪化しはじめた。

そんなことを繰り返した挙げ句、私は一体何をしているのだろうという気持ちに襲われた。病状が悪化しはじめたときの彼は、いつも輝いていた。まるで、そちらの自分のほうが本当の自分であると言いたげに。だが、医者として、彼に向こうの世界に行かせるわけにはいかない。

精神医学からみれば病気の「症状」にすぎなくても、それもまた人間の精神が生み出す営みの一部である。そして、それは、とても大切な一部のような気がした。彼との出会いが、それから二十年後、『風の音が聞こえませんか』という作品を書く原体験となった。それはフィクションだが、事実以上に真実なものを伝えたいと思ったのだ。

純粋さゆえの苦悩

少し回り道をして、二十八歳のときに精神科医となって以来、私は、統合失調症の患者さんの純粋さに、心が洗われるような思いを味わってきた。私は、彼らと向かい合うことに、何ともいえない心地よさや安らぎを覚えた。健康とされる人のほうが、当時の私には、鈍感で、がさつで、無神経な存在にさえ思えた。世間で偉いといわれている人と接するとき、私は醜い欲望と自己顕示欲しか感じなかった。だが、統合失調症の患者さんと相対するとき、猥雑《わいざつ》なものを捨て去った、清らかな精神を感じた。ぎりぎりのところで、危ういバランスを取りながら、辛うじて命を保っているというのに、何も自分からは求めようとしない、その無抵抗さや儚《はかな》さに、私は心を打たれたのである。

精神科医になる道を選んだものの、私自身、過敏で生きづらさを抱えていた。当時の私にとって、一般の社会よりも、統合失調症の患者さんたちの間で彼らと接しているほうが、安心できる居場所にいるように感じられたのだ。

そんな私にとって有利だったのは、もっと頑丈な神経をもつ人たちよりも、彼らの体験に共感できたことである。健康で堪《たま》らないような人には、ただ現実感のない、荒唐無稽な妄言にしか思えないことも、私には十分実感として、納得できることが多かった。

まだ駆け出しだった頃、先輩医師の診察につき添って訓練していたあるとき、保護室に長い間閉じ込められている若い女性の患者の診察に立ち会うことがあった。黒く長い髪と、真っ白な肌が印象的な、美しい女性だった。だが、彼女の状態は、悲惨なまでに纏《まと》まりを失っていた。限界量一杯まで安定剤を投与されていたにもかかわらず、言葉も支離滅裂に近く、幻聴も常に聴こえているという状態で、彼女が喋《しゃべ》ると、二人が一度に喋っているようだった。医師との会話も、まったくトンチンカンなものにならざるを得なかった。

だが、私はそばで話を聞いているうちに、支離滅裂にしか聞こえない話ではあるが、彼女が心の中で何を思い、何を言いたいのかが、何となくわかってきたのだ。しかし、それが医師にも看護師にも伝わらずに、彼女はもどかしげであった。私は思わず、「お風呂上がりで気持ちがいいから、外の風に当たってみたいんだよね」と言った。彼女は嬉しそうに、私の顔を見てうなずいた。

先輩の医師は、熱心な治療家で、彼女を外に連れて出ようと言った。彼女は外の空気が気持ちよさそうで、いろいろ喋るのだが、やはりなかなか話が通じない。彼女は、通訳でも求めるように、私のほうをちらちら見たり、私に向かって話しかけようとする。私が、それに応えると、先輩の医師の顔が微妙に曇るので、ひどく困った。

専門家であっても、彼らの体験を共有することは、しばしば困難である。ただ「了解不能」で済ましてしまうこともある。いや、「了解不能」であることが、この病気の特質だとされてきたのである。何という悲劇だろう。

不気味さと脅威が迫ってくる

統合失調症という病気を、余計孤独で不幸なものにしているのは、その苦しさがほかの人には共有されにくいということである。ほかの病気であれば、痛みや苦しさを、周囲の人にも容易にわかってもらえ、同情や助力を得やすい。しかし、統合失調症では、その人の中で一体何が起きているのか、多くの人は経験したことがないものであるため、意味不明に扱われたり、異様に思われたりするだけで、どうやって手助けをすればいいのかもわからない。

統合失調症を理解するのに、もっとも役に立つことは、統合失調症の人が、どのようにその病気を体験し、苦しみを味わっているかを、外側からではなく、本人の内側の体験として感じてもらうことである。

『風の音が聞こえませんか』で、ひきこもった若者を訪問することになった女性ケースワーカーの視点とともに、統合失調症をわずらう主人公の視点からも描いたのは、そうした理由からである。

ここでは誰もがよく知る別のケースを取り上げたいと思う。『羅生門』『鼻』『河童』などの傑作で知られる小説家の芥川龍之介である。芥川は、三十二歳の頃から不眠症や神経衰弱の症状が現れはじめ、それは統合失調症の症状へと発展していった。三十五歳で自殺を遂げた後、遺稿として発表された『歯車』には、迫りくる病気の影に脅かされる状況が生々しく描かれていた。作家自身の手で描き出されたその内的世界は、統合失調症がどのようにはじまり、どのように本人を苦しめ、死にさえ追いやるのかを、ありありと伝えてくれる。

＊

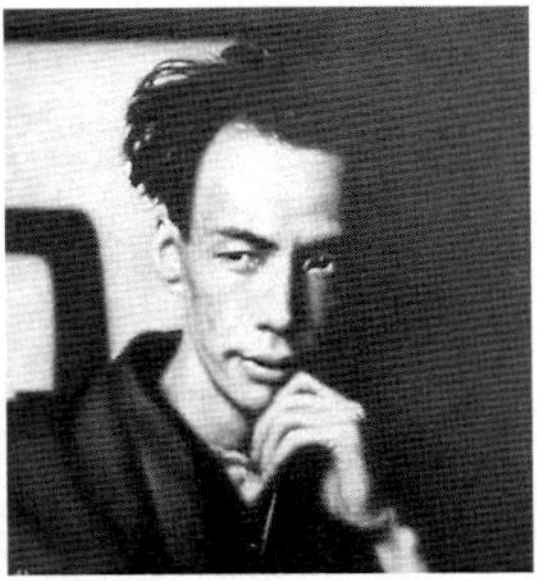
芥川龍之介（1892－1927）

芥川本人と思われる主人公の僕は、知人の結婚式の披露宴に向かおうとしている。だが、お祝い気分などさらさらなく、そこに立ち込めているのは、何とも言えない不気味さである。人のまなざしは冷ややかで、嘲《あざけ》るようにこちらを見る。たまたま出会わした知り合いも、秘密を探り出すように探偵のような目を向けてくる。

結婚披露宴に呼ばれたというのに、花嫁花婿の姿も、ろくに目には入らない。僕はナイフとフォークを動かそうとして、その手を止める。晩餐のステーキに小さな蛆《うじ》が蠢《うごめ》いていたのだ。

すれ違う者や、廊下の隅に立っているボーイたちの話し声が、いちいち耳にとどまる。「僕の隣には新聞記者らしい三十前後の男が二人何か小声に話していた。のみならず仏蘭西《フランス》語を使っていた。僕は彼らに背中を向けたまま、全身に彼らの視線を感じた。それは実際電波のように僕の体にこたえるものだった。彼らは確かに僕の名を知り、僕の噂をしているらしかった」。僕は、絶えず何かにつけ狙われているように感じている。

僕の行く先々で、レインコートの男に出会う。それが僕には特別な意味があるように思える。その偶然は、真夜中にかかってきた電話によって、さらに不気味な意味をもつ。姉の夫が亡くなったという知らせだったのだが、彼は、レインコートをひっかけた姿で、轢死《れきし》しているのを発見されたのだ。些細な偶然にも、すべて意味があるように思える。「ブラック・アンド・ホワイト」という前夜のんだウイスキーの名前と、すれ違った男のネクタイが白黒の縞柄だったことも、見過ごすことができない。「それは僕にはどうしても偶然であるとは考えられなかった」。飛行機が頭上を飛ぶのを見ても、「なぜあの飛行機はほかへ行かずに僕の頭の上を通ったのであろう?」と考え、苦しんでしまうのだ。

僕は、何度か自ら精神病院で診てもらおうとする。しかし、病院をうまくみつけ出せなかったり、連絡を取りそこなって、診察には至らない。いや、病院に行けば入院させられることになるのを、誰よりも恐れているのだ。それゆえに僕は、一、二年前から、心に抱いているある恐ろしい秘密を、誰にも打ち明けることができないでいる。それは奇怪な妄想で、妻に知られてしまえば、間違いなく入院させられるのではないかと警戒しているのだ。

芥川自身、自分が精神病になることを、ずっと恐れていた。彼の恐怖には理由があった。芥川の母親は、彼を産んで八ヶ月後に統合失調症を発症し、回復しないまま、彼が十一歳のときに亡くなったのだ。

最後に書き綴られた一節は、発病によって、これまでの日常世界が崩壊する感覚の中で、芥川自身が発した悲痛なうめき声に思える。

「こういう気もちの中に生きているのは何ともいわれない苦痛である。誰か僕の眠っているうちにそっと絞め殺してくれるものはないか？」

＊

これまでの日常世界とは違う「不気味さ」に脅かされ、他人はよそよそしく、悪意をもったものとして迫ってくる――すべての偶然が意味のあるものとして感じられ、それは終末的な予感に満ちている。慣れ親しみ、安心を与えてくれた日常世界は崩壊し、得体の知れないものに変質している――これが典型的な統合失調症のはじまり方なのである。芥川も、その点においては、何ら特別ではなかった。

発病の予兆となる初期症状

芥川龍之介に、統合失調症の初期症状がみられはじめたのは、彼が二十七歳の頃からだと言われている。その根拠とされているのは、彼がその年に発表した『影』という短編の中の次のようなくだりである。

「房子は少時立ち続けていた。すると次第に不思議な感覚が、彼女の心に目ざめて来た。それは誰かが後にいて、じっとその視線を彼女の上に集注しているような心もちである。が、寝室の中には彼女の外に、誰も人のいる理由はない」

これを荻野恒一氏は、芥川自身の「まなざし」体験が主人公に反映されたものだと推測している。後で述べるように、「まなざし」体験は、統合失調症に特徴的な初期症状として知られているものだ。

しかし、芥川に本格的に統合失調症の症状が現れはじめるのは、先ほど述べたように、三

十二、三歳の頃であり、「まなざし」体験があった後も、彼は次々と傑作を書き上げていった。しかし、病は少しずつ忍び寄っていたのである。

統合失調症には、本格的に発症するよりも前から、予兆となる初期症状がみられることが知られている。その中のいくつかは、ある程度統合失調症の特徴とされる。以下の特徴的な症状は、統合失調症の初期症状として、早期に統合失調症を疑い、予防的な治療を開始する一つの判断材料となる。

①自生体験

自生体験は、勝手に考え（自生思考）や過去の場面が思い浮かんでくる（自生記憶想起）もので、ありありとした映像を空想したり（自生空想表象）、音楽が頭の中でかかったりする場合（自生音楽表象）もある。程度が軽いものは、健康な人でもみられることがあるが、こうした雑念が増え、肝心なことに対しては、ぼんやりして集中できないといった場合に、より注意を要するだろう。

②気づき亢進

注意を払っていない刺激に対してまで感覚が鋭敏になり、反応してしまう状態で、聴覚性の気づき亢進が多い。「耳が敏感になった」と感じられ、普段なら聞き流すことのできる周囲の雑音や物音、人の声に対して、注意がいってしまう。意図せずに聞き耳を立ててしまったり、はっと驚いたりということが頻繁に起きる。

③「まなざし」体験

何となく自分のことを見られているように感じる漠然とした注察念慮で、さらに強まると、背後や窓の外に誰かがいてこちらを見ていると、実体をもった存在をありありと感じることもある。そうした場合は、「実体的意識性」という。しかし、この場合も、本当に誰かがいるわけではないとわかっている点が、幻覚妄想とは違っている。

④緊迫困惑気分

神経が張り詰め、何かに追われているような切羽詰まった気分が続いた状態のことである。それがさらに嵩じると、すべてのものが迫ってきたり、襲いかかってくるように感じられたりすることもあり、「対他緊張」と呼ばれる。

⑤即時的認知の障害

認知機能の障害で、即時的な理解、判断、記憶の能力が低下する。そのため、以前ならスムーズに頭に入ったことが理解できず、相手の話が聞き取れなかったり、聞き落としが増えたりする。些細な判断がつかず、頭の中で堂々巡りが起こりやすい。また、ワーキングメモリーが低下するため、小さなミスが増えたり、自分が何をしようとしていたのか、わからなくなったりすることも起きやすい。

近年、統合失調症の発症に先立って、その数年前から注意障害などの認知機能障害が認められることがわかってきて、初期症状として注目されている。これは、前頭前野での情報処理がスムーズにいかなくなっていることの現れである。

うつ、不眠、成績低下、ひきこもり……

ここに挙げた特異性の高い症状以外にも、さまざまな症状がみられるようになる。これらはほかの原因でも起こり得る症状のため、注意を払われにくいのだが、病気が本格的にはじまる前触れなのである。

落ち込みや無気力など、うつと間違われる症状も多い。夜、目が冴えて眠れないということは必発である。食欲が落ち、食事が不規則になることも多い。神経過敏のため、人と接触すると気疲れしたり、傷ついたりしやすいため、人前に出ることや人とのかかわりを避けるように

統合失調症の発症前にみられやすい兆候

①神経過敏になり、頭が働きすぎる
②気分の落ち込みや無気力
③人間不信や傷つきやすさ
④対人関係を避け、ひきこもる
⑤家族や友人との関係の変化
⑥学業や仕事での成績低下
⑦表情や雰囲気、身だしなみの変化
⑧頭痛や頭の奇妙な感覚
⑨食事や睡眠パターンの変化
⑩非現実的な考えや計画

なる。神経が張り詰めるため、頭痛を感じたり、頭に奇妙な違和感を覚えることもある。学校や仕事を休みがちになったり、ひきこもりがちになりやすい。人が自分のことを話しているように感じたり、悪く思われているように考えてしまう。それまで親しくしていた人とも、かかわりを避けたり、心を打ち明けなくなる。逆に、急にかかわりを求めてくることもある。

集中力が低下したり、根気や意欲がなくなり、成績が急降下したり、仕事に身が入らなくなる。その結果、留年したり中退したり、仕事を解雇されるということもしばしばみられる。これらの兆候は発病に先立って進行する認知機能障害にもよる部分が大きい。

以前は、明るく、人なつっこかったのに、顔つきが硬く、無愛想になったり、どことなく不自然になる。とてもきれい好きで、センスのよい格好をしていたのに、ずぼらで不潔な格好をしていても平気になったりする。興奮して、何か大きな夢を語ったり、ちょっと突飛に思える計画に夢中になったりするかと思うと、寝込んで動けなかったり、不安が強くなったりする。こだわりや対人不安が強くなることもある。そのため、不安障害や気分障害、強迫性障害、社会不安障害（対人恐怖症）などの診断を受けている場合もある。

完全に発症していないが発症しかかっている時期を、潜在期と呼ぶ。この時期、脳の中では異常な現象が起きているものの、それを何とか他の機能によって代償し、バランスを保っている。

こうした徴候だけから、この段階で診断をつけることは困難である。ここで述べたような兆候や変化がみられる場合、十分な注意を払い、無理なストレスがかからないような配慮を心がける必要がある。「一体どうしたの？」と、本人に、問いただしても、曖昧な応えしか返ってこず、埒《らち》があかないことも多い。本人にも、何となく違和感はあるものの、何が起きているのかわからないからである。問い詰めようとすると関係が悪くなってしまうこともある。心配しすぎて感情的にならないように、冷静で、穏やかな対応を心がけたい。

辛うじてバランスを取っていた状況が、何かのきっかけで崩れると、発病を迎えることになる。

2 三つのタイプとその他の亜型

統合失調症は、症状や経過から、解体型、緊張型、妄想型の三つのタイプに大きく分けられる。かつては、それらの疾患は、別々の疾患と考えられたときもあったが、実際には、症状のタイプが、ときによって入れ替わることもあり、それほど明確に分かれるわけではない。

◆解体型

解体型は、以前は破瓜《はか》病とか破瓜型と呼ばれたタイプである。破瓜とは、処女を失うという意味であり、思春期のことを指す。思春期頃から病気がはじまるので、この名前がつけられたとも、いつまでも大人として成熟せず、退行した子どものような傾向がみられるため、このネーミングになったともいわれる。いずれも、このタイプの特徴を表している。

実際このタイプは、思春期頃からいつとはなくはじまり、徐々に症状が進行する。妄想型や緊張型よりも早くはじまり、慢性的な経過を取りやすい。また、年齢よりもずっと若く見え、三十歳、四十歳になっても、どこか十代の雰囲気をとどめている人が多い。このタイプの人にとって、性的な成熟や異性との肉体的交わりというものは、非常に高いハードルのようだ。

解体型という名前への変更が示しているように、今日では、このタイプのもっとも特徴的な症状は、解体症状だと考えられている。解体症状とは、纏まりの悪さとともに、常識的な世界が崩壊し、意味を共有し合うことが困難になる状態である。自然な感情的反応が乏しいと思われ、「感情の平板化」といった表現を与えられるが、それはいささか的外れである。彼らの感情は、「平板」ではない。きわめて繊細であるし、反応が乏しいわけでもない。あえていえば、「平板」にふるまい反応を抑えることで、自分を守っているのである。

解体型では、周囲に対する無関心やひきこもりがみられやすい。自分の世界に閉じこもって、外の世界から遠ざかっていく。外の世界と触れ合ったり、出会いやそこで起きる出来事を楽しんだり、役割を果たしたり、主体的に関与するということが少なくなっていく。現実の世界に暮らしながら、どこか異世界に暮らしているような、通じ合うことの難しさを感じることが多い。

だが、彼らは決して無関心なのでも、かかわりを拒否しているのでもない。あまりにも繊細で、過敏なために、他人や外の世界とかかわることが、楽しみよりも、負担で苦痛になってしまうのだ。物静かで、急《せ》かされず、安心できるのであれば、本当はかかわりをもちたいのであるる。彼らが耐えられるストレスのレベルよりも、小さなストレスしか与えないかかわりであれば、そこに喜びや支えを見出していく。彼らも価値を認められたいし、大切にされたい。ただし、あまりにも過敏で、負荷に弱いため、少し期待しすぎたり、干渉されすぎたりするだけで、押しつぶされそうになってしまう。それを避けるために、外の世界に踏み出せないのだ。

典型的なケースでは、独り言をぶつぶつ言いながら、自分の世界に閉じこもり、にやにや笑ったり、奇妙な仕草をしたり、しかめっ面をしたりする。意味不明の書き物をしたり、独特の言い回しや本人にしかわからない言葉を作ったりすることもある。

幻聴や妄想も慢性的にみられるが、妄想型のような、体系的で、首尾一貫したものにはならず、断片的で、纏まりに欠ける内容になりやすい。自分の世界で何が起きているかを、雄弁に語る人は稀である。それは解体型の症状が、まさに体験を統合したり、言語化する能力自体を侵すからであろう。

妄想型の人が語るような、自分は宇宙人なのでCIAにマークされているため、盗聴されたり監視されたりしているといった筋書きのあるストーリーにはなりにくく、流動的である。ただ、その人なりのこだわりのようなものがあり、同じテーマが繰り返しみられることはしばしばである。

大人しく、いい子だった少女

初診時、二十一歳の女子大学生。二人姉妹の下に生まれる。幼い頃から物静かで、気の優しい子どもだった。小学校でも、大人しく、先生の言いつけをよく守った。幼なじみの友だちが一人いて、その子とはよく遊んだが、ほかの子どもとのつき合いは少なかった。学年が上がるにつれ、成績は上位になり、絵や作文も上手だった。小学四年頃から、男子生徒からいじめを受けるようになったが、本人は何も言わず、学校には通っていた。同年代の子どもと遊ぶよりも、母親とコンサートに出かけたり、美術展に行くことを好んだ。中学校に入ってからも、いじめの対象となり、教室から出たらダメだと命じられて、夕方になっても、家に帰ってこずに、騒動になったこともあった。中三になっていじめは下火になったが、男子生徒が厭なのでと、女子校に進学した。しかし、同級生からは孤立ぎみで、特定の人とだけ仲よくしていた。大学に進学したが、次第に授業を欠席がちになる。他人の視線を気にしたり、何度も同じことを確認することが増えた。外に出られない苛立ちを、母親にぶつけて、暴言や暴力がみられるようになった。ぼんやりと一人で考え込んでいたり、急にクスクス思い出し笑いをしたりする。以前に比べて、身だしなみにもかまわない。家族にどうにか説得されて、医療機関を受診した。

解体型は予後が悪く、かつては、どんどん退行や機能低下が進んで、独り言や空笑いをしながら、終日何をするでもなく、ぼんやり過ごすようになるというケースが少なくなかった。幸いなことに、薬物療法の発達により、解体型の予後も大幅に改善されてきている。

◆緊張型

緊張型は、カタトニー（緊張病）とも呼ばれ、激しい興奮や、逆にまったく無反応な状態が、急激に出現するタイプである。激しい興奮は、精神運動興奮といい、精神的な興奮とともに闇雲な激しい運動の暴発がみられる。一方、無反応な状態は、昏迷《こんめい》と呼ばれ、意識はあるものの、まったく無動で応答がなく、体も固まったまま、彫像のように動かなくなることもある。外から力を加えて曲げてやると、どんな姿勢にでもなり、そのまま保持されてしまう蝋屈症《ろうくつしょう》という症状がみられることもある。精神運動興奮でも、昏迷でも、体の緊張の亢進がみられるのが特徴で、筋肉の緊張度が高まり、発熱することもある。拒食や拒飲水も伴いやすい。

カタトニーの症状は、ドーパミン神経回路の失調によって起きると考えられる。カタトニーの状態にあるとき、興奮性の伝達物質ドーパミンの放出が過剰になっていると考えられる。過剰なドーパミンの放出に曝され続けると、興奮し続けた神経細胞は損傷を避けるために、脱感作という現象を起こす。要するに、センサーが一時的に反応しなくなり、伝達を止めてしまうのだ。つまり、ブレーカーが切れるのである。その結果生じるのが、昏迷状態だと考えられるが、脱感作状態から回復すると、再び興奮が再燃する。

世界を救うために走り続けた女性

ある二十代の女性が、明け方全裸になって走っているところを保護され、医療機関に連れてこられた。女性は、「みんなを救うために走らなければいけない」「こんなところに、いる暇はない」と、叫んでいたが、入院直後から、反応が乏しくなり、昏迷状態に陥った。ところが、数時間後、突如激しく暴れ出し、ベッドをもち上げて、ガラス窓に投げつけようとするなどした。看護師四名で、どうにか制止することができたが、ものすごい力であった。また、その直後から再び昏迷状態となった。

急速に回復した後、本人が語った話によると、阪神大震災で、多くの人が被災している状況をテレビで見ているうちに、自分も何かしなければという思いに駆られ、走り出したのだという。走っていると、大勢の人が、集まってきたという。それを見て、彼女はみんなが自分を応援してくれているのだと感じ、走り続けたのである。

緊張型はかつてとても多いものだったが、先進国では減り続け、日本でも、非常に少なくなっている。その背景としては、社会的環境の変化が指摘されている。かつての伝統的社会では、村落共同体や家族がしっかりと機能し、人と人とのかかわりが緊密である一方、大家族のため、あまりプライバシーもなく、自分を抑えながら生活することを余儀なくされていた。そうした状況においては、負荷がある限界を突破したとき、急激に緊張型を発症しやすいと考えられる。

逆に、核家族化、都市化が進み、対人的な接触が希薄になり、個室が中心のプライバシー性の高い環境で生活することが当たり前になると、緊張型の暴発は起こりにくくなる。つまり、われわれの暮らす環境そのものが、以前に比べて非常に自閉的になっており、そうした環境によって対人ストレスは避けられている。

しかし、皮肉なことに、比較的回復の早い緊張型が少なくなった分、より慢性的な経過をたどりやすい解体型や妄想型の割合が増えている。全体としてみても、薬物療法の著しい発展にもかかわらず、社会的予後は、それほど改善されていないという現実がある。その点については、また後の章で、詳しく見ていくこととしよう。

◆妄想型

妄想型は、妄想や幻覚を主な症状とするタイプで、もっとも遅く発症して、もっとも予後のよいタイプとされる。生活能力や平均的なＩＱも、ほかのタイプより高く、認知機能の障害も小さいことが多い。

緊張病症状や解体症状がみられないことが原則だが、実際には、幻覚妄想が活発になったとき、一過性に、興奮などの緊張病症状や纏まりの悪い言動、行動がみられることもある。しかし、妄想型のケースは、解体型や緊張型に比べて、言動や行動が纏まっており、特に回復した後では、健康な人と変わらない印象を受けることも多い。

しかし、幻聴や妄想が活発な時期には、睡眠が取れなくなり、表情は別人のように硬くなって、目つきも不自然になる。口数が少なくなったり、逆に興奮気味になったり、論争的になったり、人と会うのを避けてひきこもったり、食事をあまり摂らなくなったりということもみられやすい。

妄想は、被害的な内容のものと、誇大な内容のものに、大きく分けられる。妄想型の統合失調症では、解体型の妄想に比べると、論理的なストーリーをもっていることが多い。かなり込み入ったストーリーをもつこともある。そうしたストーリーを「妄想体系」と呼ぶ。体系化した妄想は、いかなる治療によっても、なかなか完全には取れにくい。一時期、消え去ったようにみえても、また何かの拍子に復活してくるということが多い。

被害妄想に囚われると、普段は優しく、穏やかな人柄の人も、突発的に暴力的になったりすることがある。しかし、本人にとっては、自分のほうが攻撃を受けたと感じており、切羽詰まった末の反撃なのである。

「頭の機械を取ってほしい」

初診時二十一歳の男性。大学生だったときに、「隣から悪口が聞こえてくる」「頭の中に機械が埋め込まれている」と言い出し、大学病院の精神科を受診したところ、幻聴や妄想の症状から、統合失調症と診断されて半年間入院。大学は中退した。その後、しばらく落ち着いたものの、就職をして半月ほどして、また幻聴が聞こえるようになり、眠れなくなった。「頭の中に埋め込まれた機械を取ってほしい」と脳外科を受診したり、隣家に怒鳴り込んでいくなどしたため、精神科の病院に入院となる。その後、就職を試みるたびに症状の悪化をきたし、同じことを言い出した。悪化すると薬をのまなくなり、余計不安定となって、入院するということを何度も繰り返した。

しかし、四十歳を過ぎた頃から、無理に就労しようとしなくなり、それとともに、悪化をきたすことはなくなった。保健センターで行なわれるグループワークに定期的に参加し、老母の面倒をみながら、安定した生活を送っている。

「数字が合図を送ってくる」

初診時、二十三歳の男性。専門学校を卒業後、プログラマーとして働いていたが、残業が多く、体力的にもたないと感じたため、他の会社に転職する。しかし、新しい仕事は営業職に近く、厳しいノルマが課せられ、成績が上がらないと上司から容赦のない叱責が飛んできた。その頃から、次第に眠れなくなると同時に、電車に乗ったり、通りを歩いていても、いつも監視されているような感じに襲われた。また、数字が気になって、目にする数字に何か意味があり、自分に合図を送っているように感じた。自分の部屋に帰っても落ち着かず、「盗聴されている」と、電話を分解したりした。顔つきが別人のように暗くなったことに驚いた、交際中の彼女につき添われて、精神科を受診した。

不眠や幻聴、監視妄想の症状は、一ヶ月余りで改善したが、「数字が気になる」という症状や意欲低下などがしばらく続いた。デイケアに通いながら、生活のリズムを作り、社会復帰に向けた訓練を続け、発症から一年半後に、アルバイトの仕事に就くことができた。その後、就労が安定して続いたこともあり、交際中の女性と結婚した。薬の服用は続けているが、たまに過敏になることがある程度で、再発はなく、仕事も続けている。

二つのケースの経過からも察せられるように、服薬がきちんと継続されるケースでは、特に良好な予後が期待できる。妄想型でも、比較的早くから病識が生まれ、きちんと服薬が行なわれるケースと、何度も何度も同じ失敗を繰り返してしまうケースがある。後者の場合も、失敗を繰り返すうちに、次第に服薬の必要性がわかってくるとともに、無理なストレスを避けるようになって、安定に至ることが多い。

◆未分化型

統合失調症の診断基準を満たすが、三つのどのタイプにも明確に当てはまらないものが未分化型と呼ばれる。

◆残遺型

顕著な陽性症状（幻覚、妄想、解体症状、緊張病症状）はないが、陰性症状や軽度の陽性症状が認められるタイプである。統合失調症などの精神疾患では、症状が治まっても再発する危険が残るため、症状から回復しても、「治癒」ではなく「寛解《かんかい》」といい、完全に症状がなくなることを「完全寛解」、一部症状が残るものの概ね回復することを「不完全寛解」または、「部分寛解」という。完全寛解するケースは初発で三分の一程度であり、残りは残遺型に移行し、再発を繰り返すにつれて、残遺型の割合が増えていく。再発予防が重要である。

第二章

闇に閉ざされた歴史から希望の光へ

闇に閉ざされた歴史のはじまり

統合失調症の歴史は、文明の歴史と同じか、それ以上に長いものと考えられている。『旧約聖書』サムエル記には、悪霊の声に悩まされ、心を乱すイスラエルの王サウルの話が登場する。エゼキエル書のエゼキエルには、幻視や幻聴があった。統合失調症は、地球上のどの地域にも、どの人種・民族にも、同じくらいの頻度で発症するとされ、そのことは、統合失調症が人類の発祥と、同じくらい古い起源をもつことを示唆する。

同時に、統合失調症は、人類にだけみられる疾患でもある。言語や理性や社会性の能力を高度に発達させた人類の脳だけが抱える障害なのである。

統合失調症は、長い間、暗闇に閉ざされていた精神医学の歴史を象徴するように、誤解と迷信と偏見の歴史を背負っている。統合失調症のような精神病は、かつては悪魔や憑《つ》きものがついた結果であると考えられていた。その治療も、取り憑いた悪鬼を追い払おうとして、患者にいっそう恐怖と苦痛を与えるものであった。

だが、その一方で、統合失調症は、創造性や予知能力と関係した聖なるインスピレーションをもたらすものとして、社会の中で崇められ、高い地位を占めることも珍しくなかった。

実際、近代的な制度が、精神病の患者を社会から排除して、分厚い壁や鉄格子の中に閉じ込めるようになるまでは、精神病を患っていても、社会の中でほかの住民とともに暮らすことが当たり前であった。彼らは社会に居場所を認められていたのである。キリスト教文化圏に限らず、神聖なものとして大切に扱われることも多かったのだ。

ミッシェル・フーコーによれば、ヨーロッパで次々と巨大な施療院が誕生し、精神病者たちを閉じ込めるようになったのは、十七世紀後半のことだという。

十五世紀頃から、そうした施設はぽつぽつ誕生していたものの、十七世紀初めまで、精神病者たちはどこにでも自由に行くことができ、むしろ神聖な存在として、大切に扱われる慈しみの対象であった。その状況が変わったのは、貧困が神秘的な意味を失うのと並行して起きた現象だったという。キリスト教においては、貧しき者や病める者は、より天国に近い、神に愛される存在と考えられたからである。

ところが十七世紀、デカルトに代表される合理主義が、こうしたのどかで寛容さに満ちた状況を一変させていく。貧困が怠惰のせいとされたのと同じように、精神病者は、その聖なるヴェールを剝ぎ取られて、秩序を乱す邪魔者扱いされ出したのである。

数千人もの人間を収容する巨大な施療院が造られ、そこには、貧民も、精神病者も、浮浪者も、乞食も、梅毒患者も、罪人までも、いっしょくたに監禁された。まったく異質な者たちが同じ扱いを受けたのには理由があった。それは、彼らが監禁された理由でもあった。その理由とは、フーコーによれば、「無為怠惰に対する非難」である。つまり、彼らは、「社会の中で定職についていない失業者」という共通項をもつとされたのだ。そして、働かない者は、秩序を乱す者とみなされた。彼らは、社会によって養われるかわりに、監禁という形で、社会の表舞台から排除されたのである。それは、同じ対等な人間とはみなさないということでもあった。

「フリークショー」のように、患者が、「見世物」扱いされることも珍しくなかった。当時もっとも有名な精神病院の一つ、ロンドンのベツレヘム王立病院では、一ペニーを払えば、誰でも「入場」でき、患者をつつく棒をもち込むこともできたという。

鎖からの解放

こうした非人道的な状況に対して、イギリスやフランスで、善意と勇気に満ちた人々による最初の解放運動がはじまったのは、十八世紀末のことである。中でも有名なのは、フランスのフィリップ・ピネルによる解放の断行である。折しもフランスはフランス革命の最中、革命当初の理想は変質し、ギロチンによる恐怖政治に市民は震え上がっていた。外科医だったピネルは、友人が精神疾患にかかったのをきっかけに、四十歳のとき、精神病の治療に転じる。その八年後、パリ近郊の巨大な施療院ビセートルに赴任することになる。そこでピネルが見たのは、浮浪者や罪人と一緒に精神病者たちが、何の治療も受けずに鎖につながれ、監禁されている状況だった。ピネルは、彼らを鎖から解き放つことを決意する。

しかし、当時のビセートルは、非常に複雑で、ある意味で皮肉ともいえる事情を抱えていた。革命によって社会の居場所を奪われ、国家のお尋ね者となった貴族や僧侶が、浮浪者に身をやつして、この施療院に潜伏していたのである。つまり、かつてもっとも権勢をふるった階層と、もっとも貶《おとし》められてきた階層が同居していたのである。当局は、ピネルに、貴族や僧侶の引き渡しを要求してきた。だがピネルは、彼らが精神錯乱者であることを理由に、引き渡しを拒んだ。それによって、大勢の貴族や僧侶の命が救われることになるのだが、ピネルの立場は微妙だった。

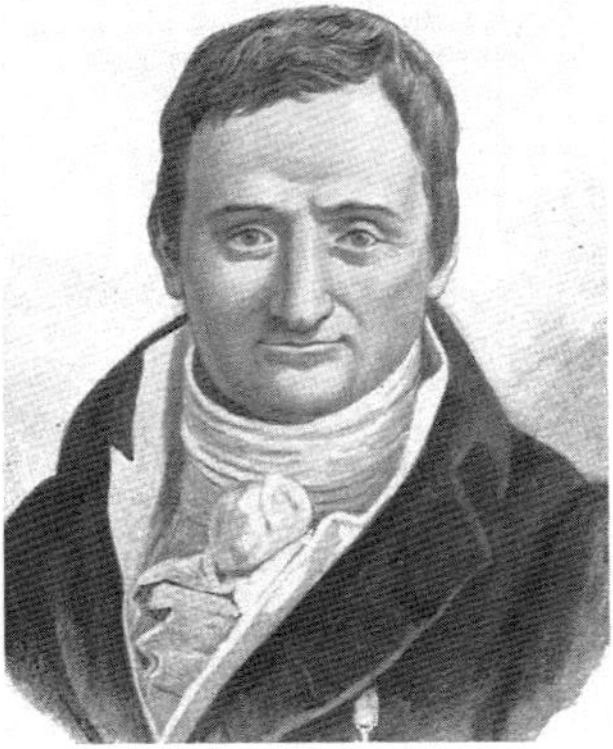
フィリップ・ピネル（1745－1826）

ことの真偽を確かめようと、恐るべき人物がビセートルに乗り込んでくることになる。ロベスピエールの側近で、恐怖政治の首魁《しゅかい》の一人であったジュルジュ・クートンである。クートンに睨《にら》まれれば、ピネルも、あっさり断頭台の露と消えるところであった。生まれながらに両足が麻痺していたクートンは、おつきの者に抱きかかえられてビセートルに現れた。誰もが恐怖に戦《おのの》く中、ピネルは泰然として、クートンをもっとも重症の者が収容された区画に案内した。さしものクートンも、独房に監禁された者たちの、悲惨な状況に気をのまれたようだった。それでもクートンは、病者の一人ひとりに、調査のための質問を繰り出そうとしたが、返ってきたのは、遠慮会釈もない罵詈雑言だった。これにはクートンも開いた口がふさがらなかった。調査など無駄だと悟ったクートンは、ピネルを振り返るとこう言ったという。

「《おいおい、同志、こんなけだものたちの鎖を解こうと欲しているなんて、君自身も狂っているのか?》ピネルは静かにこう答えた――《同志よ、私の確信ですが、これらの精神錯乱者たちは、ほかでもなく空気と自由をうばわれているからこそ、こんなにも治りにくいのです》《それじゃ、君の好きなようにしたまえ、だが、君は傲慢なので思い違いをしているんじゃあるまいね》」（ミッシェル・フーコー『狂気の歴史』田村俶《はじめ》訳）

この出来事の後、ピネルはときを移さずに、鎖につながれた患者の解放に着手する。最初に鎖から解き放たれたのは、四十年もの間、独房につながれていたイギリス人の大尉だった。彼は、「すべての錯乱者のなかで一番恐ろしいとみなされていた。……躁暴の発作にかかって、はめられていた手錠で一人の給仕人の頭をなぐり即死させたこともあった」。ピネルは、他人に危害を加えないことを約束させた上で、鎖を解き、中庭の散歩さえも認めたのである。

「鎖は解かれた。やっと自由の身になると、彼は走り出て陽光に見とれ、『うっとりとして、

《何と美しい！》と叫んだ』。こうして自由の最初の一日が自分のものになると、彼は一日中『走ったり階段を昇りおりして、たえず、《何と美しい！》と言っていた』。その日の夕方も自分の独房にもどり、くつろいで眠った。『彼はさらに二年間ビセートルで過ごしたが、その間、もう発作的に躁暴になることはなかった』」（前掲書）

ピネルが解放したもう一つのケースも、精神病の本質的な意味を考える上で、触れておく価値があるだろう。

シュバンジェという兵士は、自分が将軍だという誇大妄想に取り憑かれていた。だが、ピネルは、病状の陰にかくれた優れた資質を見抜くと、この元兵士にこうもちかけたのである。自分の奉公人にしてやるから、忠誠を尽くしてほしいと。元兵士が同意すると、ピネルは鎖を解いた。それから「奇蹟」が起きた。この元兵士は、ピネルの忠実な召使いとして、きわめて頭脳明敏に、能力を発揮したのである。彼は「親切で、注意深くなった」。ほかの患者たちが、興奮して暴れていると、彼は「理性と善意に満ちた言葉」をかけて落ち着かせた。ほんの少し前までは、同じように興奮して暴れていたのに、役目を与えられると彼は巧みに患者たちを仕切ったのである。

その後シュバンジェは、ピネルのもとで、重要な働きをすることとなる。パリの民衆がビセートルになだれ込んで、ピネルをつるし上げようとしたときも、体を張ってピネルを守り、その命を救ったのである。

ピネルは二年後、サルペトリエール病院に移り、そこでも解放を推し進めることになる。

こうしたピネルの改革は、環境自体が治療的な力をもつという信念となって、現在も広く受け継がれている。二百年前にフランスで起きたこうした動きに、日本はこの数十年でようやく追いつきつつあるといえる。

もっともフーコーは、半ば伝説化され、賞賛されてきたピネルによる解放や、それにまつわる感動的なエピソードに対しても、冷ややかな見方をする。ピネルによる解放は、ピネルの道徳的な価値観による再構造化にすぎないとみるのである。鉄の鎖から解放されたものの、道徳や医療という名の鎖に再びつながれたにすぎないと。ピネルは、患者の心の内面を一つの秩序に組み込み、その秩序に従うことを要求した。

実際、ピネルの解放は、精神病院や精神医療という近代的な管理の仕組みを作り出す出発点ともなるのである。狂気さえも、もはや自由ではなく、理性に支配されたものとなっていく。治療者側の論理や医学的な体系の中に組み込まれていくのである。この後、実証主義的な科学としての精神医学が、精神病と対峙し、診断し、治療する主体となっていく。主役の座にいるのが患者本人ではないという点で、真の解放はまだ遠いのかもしれない。

ピネルの後継者たち

ピネルの改革を受け継ぎ、強力に推進した人物が、ジャン・エスキロールである。エスキロールは、フランスの有力な名家に生まれたが、フランス革命によって一家は没落し、エスキロールも、将来の仕事を探さなければならない身となっていた。そんなとき、彼がたまたま聴講することになったのが、サルペトリエール病院で行なわれていた、ピネルの連続講義である。講義に感銘を受けたエスキロールは、自分の生涯をかけるべき仕事が何であるかを悟る。サルペトリエールで働いた後、彼はシャラントン精神病院の院長となると、その病院にもピネルの改革を広げていった。

エスキロールは、組織改革を進めると同時に、丹念に臨床にも取り組んだ。彼は、患者の状態を、目に浮かぶように記述する方法を最初に確立した人であり、また、精神医学の最初の学術論文を書いた人物でもあった。

エスキロールは、ピネルの考えを推し進め、患者と治療者の間に、家族のような「治療共同体」を作ろうとした。エスキロールは、家族や周囲の人間との葛藤が、患者の困難を生み出す原因となっており、患者を家族から切り離して、安らげる家族的な環境を提供することが、回復を促すと考えたのである。

エスキロールは、外的な悪化要因と患者のパーソナリティが抱える脆弱性の相互作用によって、精神障害が起きるのだという考えを、精神科医として最初に提起した人である。また、幻覚や妄想といった症状自体よりも、その背後にある心の働きを探ることが、患者を理解する上で重要であると考えていた。こうした考えは、後世に大きな影響を及ぼすことになる。

エスキロールの教えを受けたジャン・ピエール・ファルレは、精神病症状は、脳の状態、備わった性格、心理的環境の三つの要素の産物であるとし、妄想を、本人の性格や置かれていた状況という心理社会的観点から理解しようとした。

このように、フランスでは、人間的な側面から精神病を理解し、治療しようとするヒューマニスティックな試みが、一つの潮流を作っていく。

モレルの「早発性痴呆」

ピネルやエスキロールに代表される、人間愛と回復の希望に満ちた試みの一方で、非常に悲観的な見通しをもつ人たちもいた。ことに、後世に大きな影響を与えることになったのは、サルペトリエール病院のファルレのもとで働いたこともあるベネディクト＝オーガスティン・モレルである。

モレルはウィーンで生まれたが、誕生直後に父親が亡くなり、家が零落したため、フランスの宗教系の寄宿学校に入れられる。反抗的な生徒だったモレルは、規則づくめの寄宿学校に反発し、放校処分になってしまう。モレルは一文なしの放浪者になって、パリに流れ着く。そこで後に生理学者として名をなすクロード・ベルナールと知り合い、ともに貧しかったので部屋をシェアしながら、ともに医学の道を志した。モレルはファルレの知己を得て、サルペトリエール病院に就職を世話してもらう。その後、知的障害者の施設での勤務を経て、ナンシーやルーアンの精神病院に勤務する。モレルが、次のような十四歳の少年のケースに出合ったのは、そうした臨床の場においてであった。

この少年は、元来、快活で、頭脳も優秀、性格もよい子どもであった。ところが、段々と成績が低下するとともに、陰気でひきこもりがちになってしまう。病状はどんどん悪化し続け、かつての優秀な少年は、見る影もない状態に陥っていった。モレルは、この病気が遺伝的な原因で起きる脳の発達の問題によるのではないかと考えた。そして、早期に発症して、知的機能の低下が起きることから、「早発性痴呆」という病名をつけた。

モレルは、この疾患が遺伝的な背景をもつものであり、その進行は抗いようのないものだという悲観的な見方をした。モレルの「早発性痴呆」は、後のクレペリンに受け継がれ、この病に対する見方に大きな影響を及ぼすことになる。

「精神病は脳の病である」

精神病に対する悲観的な決定論は、当時、勃興していた遺伝学や神経学と結びつき、精神病に対する否定的な見方を、植えつけていくこととなる。

十八世紀中葉以降のヨーロッパで、近代的で科学的な医学として最初にめざましい発展がはじまったのは、解剖学や生理学などの基礎的な分野においてである。十九世紀には、精神医学よりもまず神経学が、科学的な体系を確立しようとしていた。十九世紀後半、サルペトリエール病院に長く君臨し、ヨーロッパ中に名声を轟《とどろ》かせたシャルコーは、精神医学者というよりも神経学者であった。シャルコーは、快刀乱麻を断つように、一見複雑に見える神経症状の原因を解き明かし、また思いのままに患者を催眠導入し、操ってみせたのである。若きフロイトも、シャルコーの公開講義に魅せられた一人であったが、見世物のように患者を扱うシャルコーの姿勢に、疑問を抱く少数の人もいた。

神経解剖学や神経生理学が基礎的な手法を編み出し、その土台が築かれようとしていた。たとえば、神経細胞を染める方法が開発され、神経細胞を顕微鏡で観察することが可能となった。また、ブローカは、言語を話す中枢が左前頭葉にあることを突き止め、脳機能局在論が復権するきっかけとなった。神経学の発展とともに、行動や精神の機能が脳の働きによるもので

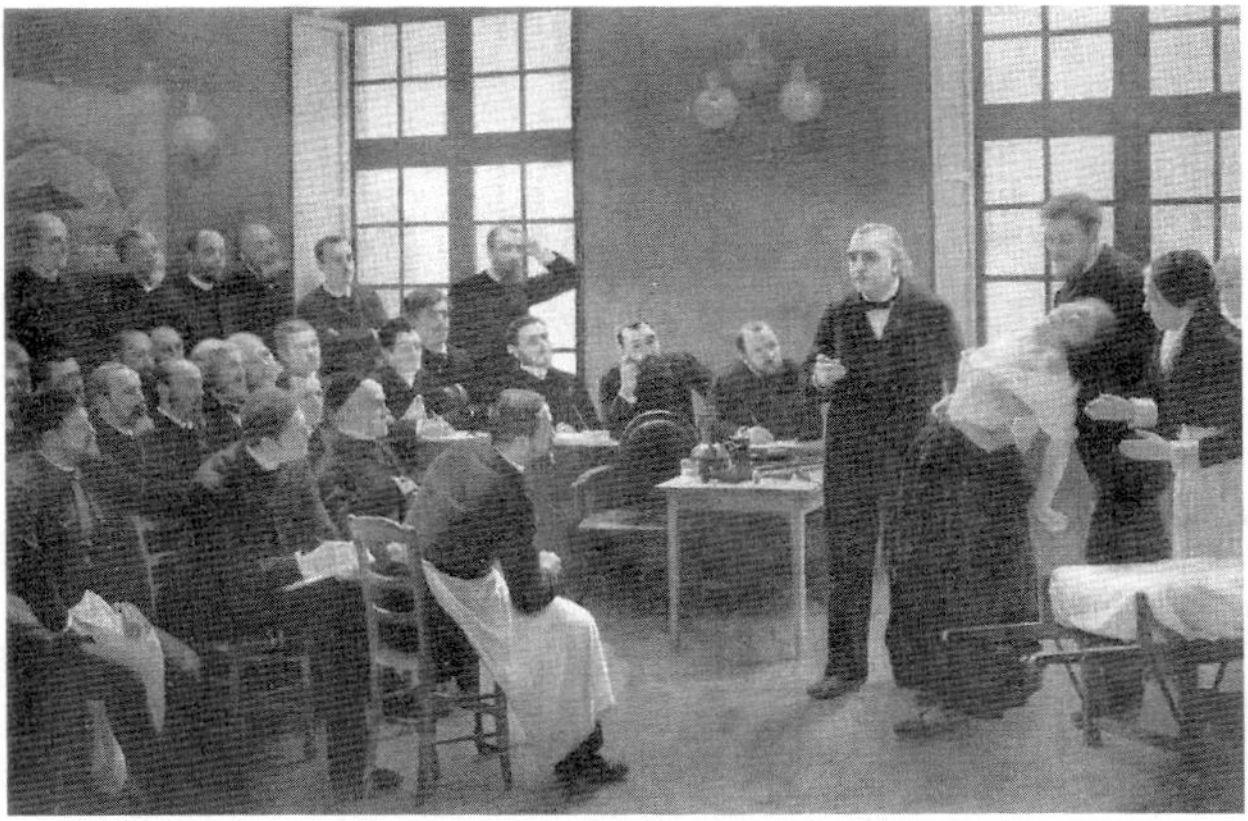

ブルイエ画「サルペトリエール病院の臨床講義」に描かれた
シャルコー（1825－1893）の講義風景

あるという考えが、専門家の間で浸透していったのである。今日の脳ブームの先駆けともいえる人類最初の脳ブームが、十九世紀のヨーロッパで起きていたのである。

そうした中で、精神病の原因が脳にあるという考えが生まれてくることになる。これまでも哲学者カントが、脳病論を唱えたりしたことはあったが、専門家の立場で、そうした考えを最初に、もっとも明快な形で述べたのが、若きドイツ人の医師ヴィルヘルム・グリージンガーである。

グリージンガーは、弱冠二十八歳のときに書いた精神医学の教科書において、「精神病は脳病である」という有名な言葉を記し、この考え方は、その後のドイツの精神医学を方向づけることになる。内科学の教授を務めたこともあるグリージンガーは、精神的な病気も、身体的な病気と同じように理解されるべきだと考えた。また、身体的な病気の多くが慢性進行性の経過をたどるように、精神的な病気も慢性進行性の経過をたどることは、ごく自然なことだと考えたのである。

カールバウムの「緊張病」

モレルの著作からも、グリージンガーの教科書からも、遅れること十数年、ポーランドとの国境に近い辺境の施設で、精神医学の研究に打ち込む一人の精神科医がいた。名をカールバウムといい、もともとは、州立の大きな施設で働いていたが、精神病は単一疾患であるという説を信奉する院長と意見が対立し、そこを辞めて、最果ての施設にまでやってきていた。だが、カールバウムの探求心は衰えることなく、臨床と研究に打ち込んだのである。

カールバウムは、病気の症状だけでなく、発症年齢や経過、転帰（病気の結末）に注意を払った。そうした中で彼は、モレルが記載した早期発症で、慢性進行性に悪化がみられるタイプとは異なり、突然発症し、激しい興奮や混乱を呈するタイプがあることに気づく。カールバウムは、この新しいタイプを「緊張病《カタトニア》」と名づけ、モレルが記載したタイプを「破瓜病」と呼んで区別した。

カールバウムはまた、今日躁うつ病として知られる状態を、初めて記載したことでも知られている。カールバウムは、最初に精神疾患をきちんとした基準のもとで分類した精神医学者となる。

クレペリンによる集大成

症状だけでなく、経過を丹念に記録するカールバウムの方法を、さらに徹底的に推し進めると同時に、身体疾患を扱うように精神疾患を扱うグリージンガーのやり方をも採り入れて、一つの完成した体系を打ち立てたのが、ドイツの精神医学者エミール・クレペリンである。クレペリンによって、現在の統合失調症の概念は確立されることになる。

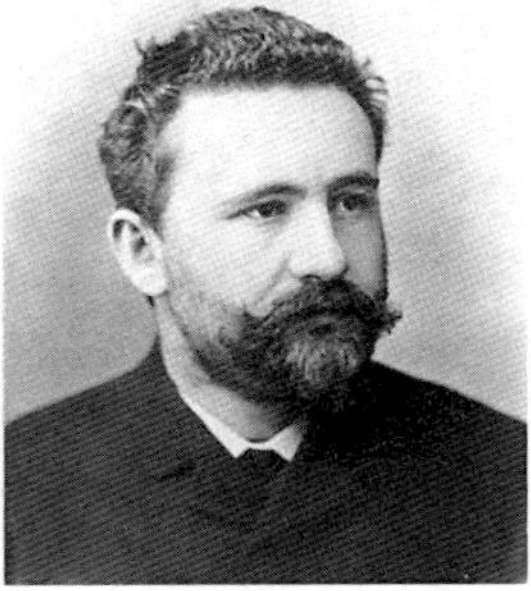

エミール・クレペリン
(1856－1926)

クレペリンは、一八五六年にドイツで生まれた。同じ年の同じ日には、後に精神分析を打ち立てることになるジークムント・フロイトも生まれている。アカデミックな正統精神医学と伝統に反旗を翻した精神分析の、それぞれの泰斗《たいと》が、ときを同じくして生を受けたのである。

クレペリンは生まれつき目が弱く、そのため当時最先端だった顕微鏡を使って研究することができなかった。そこで彼は、実験心理学者として有名だったヴントについて、心理学の研究を行なう。意外にもヴントは、心理学よりも、医学の道に進むようにとアドバイスする。当時、心理学はまだ生まれたばかりの学問で、前途が限られていたからである。

ヴントから学んだ体系的な方法論と、患者の臨床記録をカードにして保存する方法は、クレペリンの研究を隙のないものにするのに大いに役立った。三十五歳のときには、名門ハイデルベルク大学の教授に迎えられ、それまでの研究成果を、三〇〇ページの『精神医学概論』として上梓する。この本は好評を呼び、その後、三十年以上にわたって改訂を重ね、死の直前まで、最後の改訂版である第九版の手直しに余念がなかったという。最後の第九版は三〇〇〇ページもの大冊となっていた。

彼が、今日の統合失調症に当たる概念を初めて示したのは、一八九九年に出た第六版においてである。その中で彼は、精神病を大きく「早発性痴呆」と「躁うつ病」に分けたのである。

それまでは、今日統合失調症として知られるものは一つの疾患とは考えられず、「緊張病」や「破瓜病」「妄想型痴呆」などの名で、別々の疾患として扱われていた。このうち、前二者の概念を作り上げたのは、先に述べたカールバウムである。クレペリンは、それに妄想型のタイプを加えて、一つの疾患としたのである。

その根拠となったのは、やはり経過と転帰である。数多くの患者の状態を長年観察する中で、まったく異なる症状を示すものの、慢性的な悪化をたどり、最終的には同じような終末状態に陥っていくことが、多くの記録から裏づけられたのである。そうしたことからクレペリンは、これら三つの疾患を一つの疾患とみなすのが妥当だと考える。そして、人生の早期（おもに青年期）に発病し、慢性進行性の経過をたどる疾患として、モレルが用いた「早発性痴呆」という病名を復活させたのである。

クレペリンが記載した症状は、今日も統合失調症に特徴的な症状として知られるものであり、事実上、クレペリンの診断基準は、今日にまで受け継がれている。だが、マイナスの影響も大きかった。クレペリンはとても人道的で、熱心な臨床家でもあったが、クレペリンの「早発性痴呆」という病名は、非常に絶望的な予後を宣告するものであった。

クレペリンの時代は、まだ何の治療らしい治療もなく、患者たちはただ病院に収容されているだけだった。クレペリンの悲観的な結論の背景には、クレペリンが観察した患者も、こうして長く精神病院に閉じ込められた患者たちだったことが関係している。実際クレペリンも、その後、自分が当初思っていたほど、この病気の予後が悪くはないことに気づく。クレペリンが観察したケースでも、一二パーセントが寛解したし、回復率はその後どんどんよくなっていったのである。だが、一旦つけられた病名が変えられることはなかった。その呪縛を解くのに、非常に長い年月を要することになる。

ブロイラーの人間的治療

クレペリンの「早発性痴呆」に対して異を唱えたのは、スイスの精神医学者オイゲン・ブロイラーである。

ブロイラーは、一八五七年にスイスのチューリッヒ近郊の農村で生まれた。父親は商人となっていたが、ブロイラー家はもともと農家であり、この当時、農家の出身者が大学で医学を修めることは稀なことだった。ブロイラーは地元のチューリッヒ大学で学んだ。教授陣はほとんどがドイツ人であった。ドイツに比べると、スイスの科学はまだ立ち遅れており、スイス出身の教授自体がまだ少なかったのである。教授陣の中には、ヴィルヘルム・グリージンガーがいた。「精神の病は脳の病である」という脳病理説を唱え、大きな影響を与えた人物である。自身、内科学の教授を務めたこともあるグリージンガーは、精神病も体の病気と同じように理解しようとした。

ブロイラーは、そうした科学的態度を師から受け継ぐことになるが、彼は、患者よりも顕微鏡をのぞくことに熱心な師にはみられない、もう一つの優れた美質を備えていた。それは患者に対するひたむきな献身である。

医師になるや、ブロイラーはヴァルダウ精神病院のレジデントを経て、ライナウ精神病院に診療部長として赴任し、そこで十二年間、臨床に明け暮れることになる。ライナウ病院は、悪名の高い収容型施設で、症状が慢性化した患者たちが、ろくに治療もされず放置されていた。ブロイラーは、不屈の意志と無私の精神で患者の治療に打ち込み、病院の体制を作り直していったのである。独身だったブロイラーは病院に住み込み、大部分の時間を患者と過ごし、熱心に話を聞き、治療プログラムを主導し、患者のために作業療法を立ち上げた。彼は患者一人ひとりと、気持ちの通い合った親密な関係を築いていった。こうした深い患者とのかかわりを通して、ブロイラーは統合失調症についての独自の理論を練り上げていったのである。

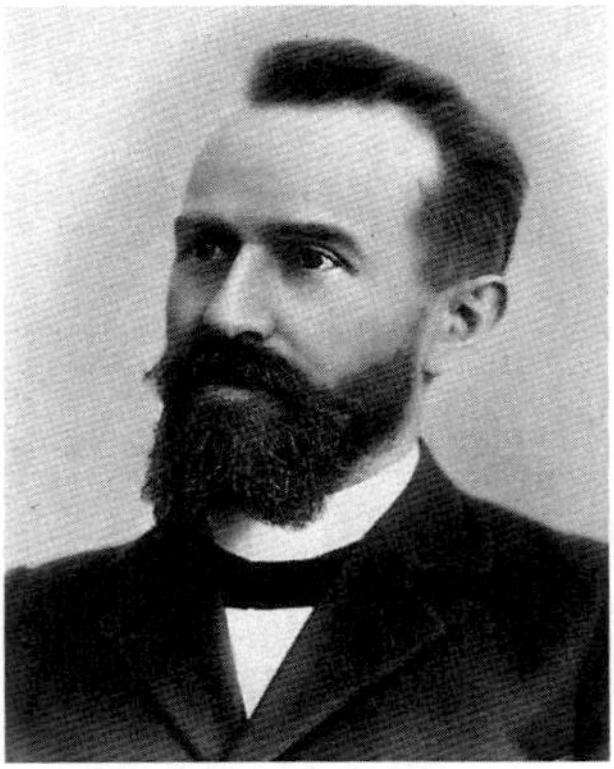
オイゲン・ブロイラー
（1857－1939）

実績を認められたブロイラーは、ライナウから、ブルクヘルツリ精神病院に院長として転任する。ブルクヘルツリはスイスで最高峰の精神病院であり、臨床精神医学の研究センターでもあった。ブロイラーはライナウでの取り組みをさらに推し進め、患者と対話し、感情的ラポールを築き、患者のいる世界を理解することを重視した。患者の使う言葉で話すように心がけ、たとえ話が支離滅裂で妄想に囚われたものであろうとも、その言葉の根底にある意味を把握しようとした。そのために彼はフロイトの自由連想法にヒントを得て、言語連想テストを用い、言葉の背後に隠れているものを知ろうとしたりした。この連想テストの研究で、ブロイラーの助手を務めたのが、後に精神分析で名をなすC・G・ユングである。

こうした臨床と研究の積み重ねの中で、ブロイラーは統合失調症の中核的な障害が、感情と思考（言語）がうまく調和しないことにあると考えるようになる。感情と思考の分裂、言い換えると、気持ちと考えを統合する能力の破綻という根本障害があって、そこから二次的にさまざまな症状が派生してくるのだと考えたのである。この根本障害が、もっとも顕著な形でみられるのが、話が纏まりを失う「連合弛緩」である。ブロイラーは、統合失調症の基本症状として、ほかにも「自閉」「感情障害」「アンビバレンス（両価性）」を挙げた。自閉は外界との接触を避け、ひきこもることであるが、患者は過敏で、情動的反応が強力すぎるため、外界の刺激を避けようとすると考えた。感情障害は、感情をコントロールできなかったり、感情的な反応や交流が乏しくなることである。そしてアンビバレンスは、正反対の感情や考えに同時に囚われることである。ブロイラーがこの症状に特に注目したのは、アンビバレンスも感情と思考の分裂を示すものと考えたからである。

ブロイラーは、グリージンガーから受け継いだ科学的な態度で、緻密なデータを積み重ねるとともに、患者の内面世界を心理学的にも理解しようとしたのである。

さらにブロイラーは、この疾患が、クレペリンが述べたように、必ずしも人生早期に発症するわけではないこと、また、すべてが慢性進行性でもなく、回復する症例も少なくないことを、身をもって体験する。

実際、ブロイラーが治療にあたった患者たちは、当時としては驚異的な回復率を示したのである。驚くべきことに、満足な薬もなかった時代において、彼が担当した患者の六〇パーセントが、統合失調症の初回エピソード（最初の悪化）から、経済的に自立できるまでに回復していたのである！　初回エピソードは、再発を繰り返した場合よりも回復がよいとはいえ、これは抗精神病薬による治療がはじまった時代と比べても、あまり遜色のない、いや、おそらくそれを上回る治療成績である。回復して看護師になった女性や、開業医の仕事を再び続けることのできた医師もいた。ブロイラーの治療が、なぜこれほど優れた効果を上げることができたのかについては、後の章でも考えたいと思う。

いずれにしろ、クレペリンが「人格荒廃」と呼んだような、感情も思考も貧困で混乱した状態に陥るケースはむしろ少なく、また、悪化を食い止めることによって、そうした状態に陥ることを免れることができると確信するようになったのである。

こうしてブロイラーは、クレペリンがつけた「早発性痴呆」という病名がふさわしくないとして、「シゾフレニー（Schizophrenie）」という病名を新たに提案した。シゾフレニーとは、

schizo（分裂した）＋ phren（心）＋ ie（病）よりなる合成語で、直訳すれば「分裂した心の病」となる。ブロイラーの理論によれば、感情と思考が分裂し統合を失うことが、この疾患の根本障害だからである。

この新しい病名は広く浸透していく。だがこのネーミングは、ブロイラーの本来の意図とは裏腹に、不幸な誤解を招くこととなる。日本では、「精神分裂病」という訳語が使われたが、この奇怪な病名は不幸な状況に拍車をかけることになった。人格が「分裂」したものだと誤解し、二重人格のようなものだと考える人もいたのである。

ブロイラーの意図したことは、「早発性痴呆」という不治の予後不良の疾患という烙印から解放することであっただけに、非常に不幸な事態であった。ブロイラーが、その病名で表そうとした意味は、感情と思考がうまく統合されていないということであった。

二〇〇二年からは正式に「統合失調症」という新しい訳語が採用され、現在に至っている。

生物学的精神医学vs精神分析

一九世紀のヨーロッパではじまった精神医学の歴史には、これまで見てきた流れからもわかるように、遺伝学や神経学といった生物学的側面を重視する一派と、精神疾患の心理社会的な側面を重視して、人間的なアプローチを行なおうとする一派の二つの大きな潮流が存在してきた。前者は、ややもすると悲観的な見通しを抱きやすく、治療への関心は薄かった。後者は、もっと楽観的で、治療にも積極的であった。前者の立場で、精神医学を一つの体系的な学問として完成させたのがクレペリンであったし、両方の流れを統合しようとしたのがブロイラーだったといえるだろう。

大学といったアカデミックな場での精神医学は、この後、生物学的精神医学に牛耳られることとなる。一方、心理社会的な側面に重点を置いて、精神疾患の解明を図ろうとする潮流が、在野の一部の開業医の間に生まれる。ウィーンではじまったフロイトの精神分析は徐々に拡大し、二十世紀の半ばにはアメリカを中心に大発展を遂げることになる。ブロイラーの弟子であったユングも、その新しいムーブメントに飛び込んでいくのである。

ただし、精神分析が主に治療の対象としたのは、統合失調症のような精神病ではなく、より軽症の神経症であった。フロイトは、精神分析が患者の状態を悪化させることに早くから気づき、統合失調症の精神分析的治療には非常に慎重な立場を取っていた。しかし、精神分析的な方法で治療を試みようとする治療者は後を絶たず、惨憺《さんたん》たる失敗に終わった数多くの試みがなされた。というのも、当時は有効な治療法がなかったからである。

そうした中で、傑出した成果を収めたことで知られているのは、アメリカのハリー・スタック・サリバンである。サリバンは、彼の著書のタイトル『統合失調症は、人間的過程である』

にも示されるように、統合失調症の症状は人間の精神の営みの結果として理解できるものだと考えた。サリバンによれば、患者は青年期の前半に同性の友人と安定した関係を築くことができなかったために、自分自身に対する信頼や世界に対する安心感を獲得するという大人になるための発達課題を成し遂げられなかったのだとした。患者は現実との接触を失いつつあるが、まだ得体の知れない不安と闘っている段階にいる限りは、精神の統合を回復させることが可能だと考えた。しかし、その時期を過ぎてしまうと、患者は現実のほうがおかしいとみなして、慢性的な妄想状態に陥ってしまう。

こうした理論は、彼がメリーランド州の精神病棟で行なった治療的実践に基づいて構築されたものであるが、同時に、彼自身の体験が色濃く反映していると思われる。サリバン自身が、親から見捨てられ、年上の男性とのホモセクシュアルな関係の中で生き延びた経験をもっていた。サリバンの病棟は、男性患者だけを対象に、男性スタッフだけで営まれたが、今日ではほとんど神話化された、非常に高い回復率を示したのである。

優生学とナチズム

精神分析が次第に支持者を増やす一方で、大学や巨大病院を支配していたのは、生物学的な精神医学であった。折しも、第一次大戦で敗戦国となったドイツは巨大な債務を背負い、ハイパーインフレと政情不安の中で、ナチズムが台頭する。市民の不満のはけ口として、ナチズムは反ユダヤ主義を掲げるが、その科学的根拠として利用されたのが、遺伝学や優生学である。優生学とは、子孫に不利な遺伝子を遺さないための、社会集団における遺伝子の制御に関する学問で、そうした大義名分によって、統合失調症の患者に対しても、去勢手術が行なわれたのである。

さらに、「民族浄化」のために、ナチスはユダヤ人を駆り集めて強制収容所に送り込み、抹殺を進めていったのであるが、その犠牲になったのはユダヤ人だけではなく、統合失調症の患者もまたガス室に送り込まれたのである。

そうした動きに対して、アカデミックな精神医学は、異を唱えるどころか進んで手を貸しさえした。患者を守り治療するはずの医師が、患者を社会から排除するだけでなく、その遺伝的痕跡まで取り除こうとした。愚かで悲しむべき時代があったのだ。

後で述べるように、今日の遺伝学からみれば、その試みは血を一滴も流さずに、肉だけ取ろうとするようなものであった。というのも、統合失調症に関連した遺伝的変異は、ドイツ人であれ日本人であれ、国民の何割もが知らずにもっているものだからである。そして、それは創造性といった能力とも不可分なものであり、もし取り除くことができたとしても、その民族はひどくつまらない凡庸な民族になってしまい、歴史の表舞台から消え去ることとなるだろう。

患者の抹殺が直接的な形で行なわれたのは、ナチスドイツにおいてであったが、より間接的な抹殺、つまり優生保護法による去勢手術や堕胎は、アメリカや日本でも広く行なわれたのである。

心理学的精神医学の繁栄と限界

この状況を一変させたのは、ナチズムの残虐な行為が明らかとなり、そのことに医学さえもが手を貸したという衝撃が、世界中を震え上がらせ、激しい嫌悪と反発を巻き起こしたことによる。こうして遺伝学などは急に人気を失い、若手の医者や研究者たちは、生物学的な精神医学よりも、精神分析などの心理学的精神医学へと殺到したのである。その結果、不幸な形で利用されてしまったとはいえ、科学的な研究成果さえもが捨て去られたり、冷たい目を向けられたりした。

そして、統合失調症についても、遺伝学や神経学的なアプローチよりも精神分析的な理論が花盛りとなる。こうした理論を代表するものとして、「ダブル・バインド理論」と「統合失調症原性の母《スキゾフレジエニック・マザー》」がよく知られている。統合失調症の原因は母親のかかわり方にあるという理論で、母親が一度に正反対のメッセージを送ってしまうと、子どもはどう反応すべきかわからず、動きが取れなくなってしまうという。たとえば、口では「愛している」と言いながらら、態度では、「嫌っている」というメッセージを伝えてしまっている場合だ。その結果、子どもの中にアンビバレンスを生んでしまい、それが統合失調症に発展するという。

こうした科学的根拠の乏しい理論が生み出され、今日では想像もできないくらい、大きな影響力をもった。

今から考えれば、こうした理論の多くは統合失調症の原因というよりも、パーソナリティ障害を理解するのに有用である。統合失調症として治療され回復したケースには、少なからず統合失調症と誤診されたパーソナリティ障害が混じっていたという事情もあるだろう。

さまざまな治療理論が百花繚乱のごとく咲き乱れたものの、どれも決定打とはならず、次第に隘路《あい》にはまっていく。その状況はまったく突然破られることになる。

クロルプロマジンの登場

統合失調症の治療に新たな段階をもたらしたのは、染料として作られた薬品であった。この薬品が最初に合成されたのは十九世紀のことで、紫色の染料としてコールタールから作られたのである。薬品メーカーは、七十年も前に作られたこの薬品にアレルギーを抑える抗ヒスタミン作用があることに注目し、その誘導体として作られたのが、クロルプロマジンである。

薬として実際に使うためには、抗ヒスタミン作用がどの程度あるのか、人体に悪影響はないのかといった臨床試験を行なう必要があった。当時は、薬品の臨床試験が精神病の患者を使って行なわれることが珍しくなかった。「モルモット」同然に扱われていたのである。フランスの精神病院で、その薬は患者に初めて投与された。

だが、このときばかりはそのことが幸運な結果をもたらすことになる。患者たちの妄想や幻覚が軽減したのである。その後、この薬は神経伝達物質ドーパミンを遮断する作用があることがわかる。さらに詳しい研究が進むと、ドーパミンが結合する受容体には五種類あり、そのうち、二番目に発見されたD２受容体を遮断する作用が強いことがわかる。

D２受容体を遮断する作用が強力な薬ほど、幻覚や妄想を抑える力も強かったのである。こうした事実から、統合失調症がドーパミンの過剰な伝達によって引き起こされるのではないかというドーパミン仮説が生まれることになる。

こうして生物学的精神医学が息を吹き返すとともに、薬物療法が治療の中心として発展することになる。しかし、それは決してバラ色の未来のはじまりではなく、新たな苦難の歴史のはじまりだといえるかもしれない。

この続きから最先端の研究成果までの道のりは、また後の章でたどるとして、次の章では、統合失調症の症状と診断について見ていくことにしよう。

第三章

統合失調症の症状と診断

ベースには脳の機能的障害がある

統合失調症のベースには、脳の機能的な障害がある。機能的な障害とは、脳の働きに異常が起きているということである。脳が傷ついたり、脳に目に見えるような欠陥があるのではない。ただし、最近の診断技術の進歩により、これまではわからなかったような異常が脳に起きていることがわかってきた。機能的な異常とされてきたが、もっと微細に調べることができるようになると、脳の構造にも異変が起きていることがわかってきたのである。

最初にわかったのは、病気の進行とともに脳が縮んでいるということだった。機能的な異常が続いているうちに、神経細胞自体がやられて脳の体積が小さくなっていくのである。それが、さらに脳の機能低下を引き起こす。

また新たにわかってきたのは、神経繊維の走行の乱れである。統合失調症の人では、神経繊維が不規則に走っている割合が高いのである。それは、母親の胎内にいるときから二歳くらいまでの間に、急速に神経回路が発達する段階で、神経系の発達にトラブルが起きたことを示唆する。通常なら規則正しく同じ方向に走るはずの神経繊維が、反対向きに走っていたり、別の場所につながっていたりすれば、情報処理がうまくいかない要因になる。

慢性のプロセスをたどる

統合失調症の症状や診断を考えていく上で非常に重要なことは、統合失調症が慢性の経過をたどる疾患だということである。慢性疾患の代表である、たとえば糖尿病などと似た点が多い。適切な治療を行なわないと、症状はじわじわ進行し、機能の低下をきたしてくる。そして突然、大きな悪化を生じる。よくなったと思って油断していると、また悪化し、段々と元に戻らなくなっていく……。

統合失調症の場合も、まったく同じである。はじまりは些細な症状からであり、病気だと気づくまでに、長い時間がたっていることも多い。気づいたときにはかなり進行してしまっている場合も少なくない。小康状態と悪化を繰り返しながら進行していく。

悪化の時期を「急性期」、小康状態の時期を「安定期」や「挿間期」、再発による急性増悪を「シュープ（再燃）」、初発か再発かに関係なく一回の悪化を「エピソード」という。統合失調症は、急性エピソードと挿間期を繰り返しながら、進行していくのである。この慢性の進行過程を「プロセス」という。ケースによっては、増悪期と安定期がはっきり分かれず、症状が軽快する時期を認めないまま、慢性的に進行するタイプもある。初回エピソードでは、ほぼ一〇〇パーセント回復したのに、二回、三回とエピソードを繰り返すうちに、回復が鈍くなり、階段状に機能低下をきたすことも多い。それを避けるためには、再発を防ぐことが重要になる。

したがって、統合失調症の症状は、時期によって見え方が違ってくる。診断にあたっては現段階での状態だけでなく、プロセス全体を見渡して考えていく必要がある。

今日このプロセスは、中枢神経系が次第にダメージを被り、変性していく過程だと理解されている。実際、無治療で放置する時間が長くなればなるほど、前頭葉などの大切な脳の領域が萎縮を起こすのである。症状が現れる前からすでにこの過程ははじまっている。萎縮が進めば結局、脳の機能が低下し、認知能力、社会的能力、自立能力、情緒機能に障害を生じることになる。それは、次第に元通りに回復するのが困難な、不可逆的な障害になってしまうのである。

そうした事態を防ぐには、早期発見と再発予防が重要になる。できるだけ早期に症状に気づき、診断をつけて治療を開始することで、プロセスの進行を最小限に食い止めることができる。すでに発症している場合は、悪化を繰り返さないために、症状が消えても、治ったと勘違いして薬を止めてしまわないことが肝心である。また、心理社会的なケアによってストレスを緩和し、暮らしやすくすることも、薬に劣らず重要になる。

現在では、優れた抗精神病薬の登場により、きちんと服薬を続け、過度なストレスを避け、バランスよく過ごすことができれば、かなり良好な予後が期待できるようになってきている。そのチャンスを、自ら失わないようにすることである。

激しいケースのほうが回復も早い

男女間で有病率に差はないが、男性のほうが早くはじまり、発症のピーク年齢は、男性では十五〜二十五歳なのに対して、女性では二十五〜三十五歳である。女性のほうが回復しやすく、後で述べる陰性症状や社会的機能の低下も少ない傾向がみられる。女性のほうがもともと社会性において優れている傾向が見られる上に、発症が遅いぶん社会的体験を積む機会を得られるので、その後の社会適応に有利だと考えられる。また女性のほうが、外で働く以外にも家事や育児など、社会的な役割を見つけやすいことなどが、プラスに影響している。

男女に関係なく、発症が遅いほど、もともとの社会適応が高いほど、予後がよい傾向がみられる。遅くはじまる妄想型のほうが、早くはじまる解体型よりも予後がよく、緊張型は、その中間である。また、いつとはなしに徐々にはじまるタイプよりも、急激にはじまるタイプのほうが回復が早い。症状が軽そうに見えるほうが手間取るということも多いのである。子ども時代に発達の問題や感情的反応が乏しい傾向がみられることも予後の悪いサインである。もちろん、病識があって、治療への導入がスムーズなケースのほうが予後がよい。

どんな性格の人がかかりやすいか

統合失調症はどんな性格の人でもかかりうるが、頻度からいうと、ある性格特性をもった人に多いことが昔から知られていた。有名なのは、ドイツの精神医学者クレッチマーの「統合失調症質《シゾイド》」（かつて使われた「分裂気質」という訳のほうが有名だろう）である。シゾイドは、非社交的で、内向的で、孤独を好み、思索的で、浮き世のことからは超然とした気質で、神経繊細で、痩せ型の人が多い。

だが近年の研究では、シゾイドの人ばかりが統合失調症になりやすいわけではないことがわかっている。近年行なわれたある研究によると、統合失調症の病前性格の最大の特徴は、受動性だという。自分から主張したり、かかわりをもったり、不満を訴えたりすることが少なく、相手から望まれれば応じるという受け身的な行動様式は、統合失調症に特徴的な「させられ体験」や悪口や命令が聞こえる幻聴などの症状にみられる受動性に通じている。「大人しくて手のかからない子」「自分からはあまり言わない、優しい子」というのが、子ども時代の典型的な印象であることが多い。

統合失調症の人の中には、子ども時代にいじめを受けたという人が高い頻度で見出される。いじめの対象になりやすいのは、攻撃をされても反撃しようとせず、自分から助けを求めたり、アピールすることが苦手な受動的な性格も関係していると考えられる。

ライフイベントが重なると発症しやすい

統合失調症は、遺伝的要因や神経発達の障害など、生物学的要因の関与が大きい疾患である。しかし、心理社会的な要因も無関係ではない。実際、過重なストレスが続いていたり、人生の岐路となる大きな出来事があった後に、統合失調症が発症することが多い。長崎大学が行なった調査によると、結婚や失恋、入学や就職、死別や離別といったライフイベントが発症の三ヶ月以内に起きているケースが、八割近くに達した。いくつかのライフイベントが重なると、発症する危険が高まるとされる。実際、発症したケースでは、複数のストレス要因やライフイベントが重なっていることが多い。

急性期のはじまり

これまで述べたような神経過敏症状や認知機能の低下、活動性の低下がはじまり、何となくモヤモヤした状態やこもりがちな状態がしばらく続く。この期間は、比較的短期間のこともあれば、年単位に及ぶこともある。過敏な状態にあるために、ひきこもって人との接触や外部からの刺激を避けることで、どうにかバランスを保とうとしていると考えられる。認知機能障害のため、これまでのように能力が発揮できないことに、本人は焦りや苛立ち、不安を感じているが、ストレスのかかる状況や失敗する恐れのある状況を避けることでしか、自分を守ることができない。こうした回避により、危険な時期を乗り切り、発症を免れる場合もある。

しかし、運悪くストレスのかかる状況が続いたり重なったりした場合、あるいは、さしたる誘因がなくても、病気の悪化の勢いが強い場合には、辛うじて保たれていた均衡が破られることになる。急性期のはじまりである。この時点を発症とすることが多いが、実際には水面下で、プロセスが進んでいたのである。

陽性症状と陰性症状

統合失調症ではさまざまな症状がみられるが、大きく二つに分けて理解されている。一つは、幻聴や独語（独り言）、妄想、興奮のように中枢神経系の過剰かつ病的な活動によってもたらされる陽性症状であり、もう一つは、活動性や意欲、関心の低下や自閉的傾向のように中枢神経の健康な活動や機能が低下して起こる陰性症状である。

陽性症状が、神経系の「火災」だとすると、陰性症状はその結果、神経系がダメージを受けたことによる「後遺症」だと理解できる。ただし、「火災」が潜行性に進行した場合、「後遺症」が「火災」より先に起きたように見えることもある。

統合失調症の克服が容易でないのは、陽性症状だけでなく、陰性症状や後の章で述べる認知機能障害によって、機能低下が生じるためである。統合失調症の治療や闘病において、陽性症状だけでなく、陰性症状がしばしば手強い相手となる。

陽性症状としては、幻覚妄想、自我障害、解体症状、緊張病性症状があり、陰性症状とともに、うつ状態も頻度の高い症状として重要である。

各症状について、具体例も交えながら理解を深めていきたい。まずは、もっとも代表的な症状である幻覚、妄想からである。

1 幻覚と妄想

世界が様変わりする

急性期の最初の症状として出現しやすいのは幻覚妄想の中でも「妄想気分」と呼ばれる症状である。妄想気分は、何かこれまでとは違うような、大変なことが起きてしまうような、これまでの日常的な世界が変わってしまったような、不気味な不安さや昂りの混じった気分のことである。その典型的なものとしては、世界が終末を迎え、崩壊してしまう感覚に囚われる「世界没落体験」がある。自分が特別な目で見られているように感じたり、自分のことをみんなが知っているように感じたり、脅威が迫ってくるように感じたりすることもある。

それとともに、偶然の出来事に特別な意味があるように感じられる「妄想知覚」や、根拠もなく突飛な考えを思いつく「妄想着想」も生じやすい。また、自分に関係のないことを関係があるように信じ込む「関係妄想」や、些細なことを、自分を貶めるための仕業だと思い込む「被害妄想」、自分のことが注目されていると感じる「注察妄想」や、監視されていると思い込む「監視妄想」、自分を重要な人物と思い込む「誇大妄想」なども、しばしばみられる。第一章で紹介した芥川の場合、被害妄想的なニュアンスが強かったが、人によっては、被害妄想とともに、誇大妄想的なニュアンスを帯びることもある。

「テレビ局が追いかけてくる」

統合失調症を発症したある青年は、入院させられてからも、自分が病院にいるということを受け入れようとせず、「芝居はもう止めてください」「これは、ドッキリカメラか何かでしょう?」と言い、これが現実だとは、なかなか認めようとしなかった。彼は入院する十日ほど前から、自分を見る周囲の目が変わったと感じ、それを自分の才能に世間が注目していると解釈した。「どこに行っても、見られているんですよ。たぶんテレビ局のスカウトだと思います。芸能界が、おれをほしがっているんですよ」などと語った。「テレビ局の人が来ていないですか。さっきヘリが飛んでたでしょう」と言ったり、「向こうの窓がチカチカ光って、合図を送ってくるんですよ。おれのことを、カメラが狙ってるんだと思います」と言ったりした。

幻聴はもっとも多い症状である

妄想気分とともに出現しやすいのは幻聴である。幻聴は「声」「テレパシー」「耳鳴り」と表現されることもある。「耳がうるさい」「周囲が騒々しい」「頭に機械を埋め込まれている」といった言い方をすることもある。

統合失調症にみられる幻聴には、さまざまなバリエーションがある。もっとも多いのは、批判や悪口が聞こえてくるというもので、一人だけの声でなく、複数の人の声が陰口を言い合っているという場合もある。複数の人が話を交わす声が聞こえる「対話性幻聴」は、自分の行動を声が逐一説明してくる「注釈幻声」と並んで、統合失調症に特徴的なものとされる。また、自分の考えたことが声になって聞こえる「考想化声」も、特徴的な症状とされる。

「命令」してくる幻聴も多い。「〜しろ」「〜するな」といった形式で、「顔を殴れ」「眠るな」「食べたらダメだ」といった具体的な行動を指示するものから、「戦士になれ」「地球を救え」といったもう少し抽象的な命令を下すものもある。幻聴の言いなりになり、操られる場合も少なくない。自分の意思とは無関係に、ある行動をさせられてしまうと感じるものを「作為体験」というが、幻聴に命じられるままに行動するという場合が多い。患者本人にとっては、幻聴の声は、神の啓示にも似た強い呪縛力、迫真性をもって感じられる。幻聴だとわかるようになっても、その内容を完全に無視することは難しく、影響を受けてしまうことが多い。

トム・ハレルの場合

ジャズ・トランペッターで作曲家のトム・ハレルは、統合失調症を克服したミュージシャンとして知られている。ハレルは、八歳のときからトランペットをはじめ、十代のときには、その才能を示した。頭脳優秀だった彼は、スタンフォード大学に進学するが、その頃から不安定な徴候を示しはじめる。十八歳のとき、突然自殺未遂をして家族をうろたえさせた。しかし、統合失調症と診断されたのは、二十代になって幻聴や纏まりのない会話や行動がはっきりみられるようになってからである。ある日、オレンジジュースをのんでいると、幻聴が彼に命令したのだ。「窓から飛び出せ」と。ハレルは、窓ガラスに向かってジャンプした。窓ガラスは割れ、彼は血まみれになったが、辛うじて外に飛び出さずに済み、転落死を免れた。

ハレルは、統合失調症の治療を受け、以来三十年以上にわたって薬をのむことで、緊張を強いられるミュージシャンとしての仕事に見事に耐え、高い創造性を求められる作曲家としても成功を収めてきた。

薬物などの影響によらずに、幻聴が一ヶ月以上続いている場合、統合失調症の可能性がある。ことに「対話性幻聴」や、行動にいちいちコメントしてくる「注釈幻声」は、診断的価値が高く、それが認められるだけで統合失調症の可能性が高い。六ヶ月以上幻聴が続いている場合は、幻聴が完全になくなることは期待しづらい。幻聴があると、「独語」や「空笑」（一人でにやにや笑う行為）が起こりやすい。幻聴に向かって答えたり、怒鳴ったりすることもある。

幻聴以外の幻覚症状では、体に痛みや侵入されているような感覚を感じる体感幻覚が多い。頻度は少ないが、幻視や幻嗅もある。

純粋に幻覚症状だけがみられる場合もあるが、幻覚症状が妄想とセットになっている場合が多い。被害妄想に囚われている患者は、悪口や陰口が聞こえてきたり、頭に「レーザー光線を当てられた」と痛みを知覚したりする。性的な被害妄想に苦しむ女性は、夜な夜な体を触られたり、中に入られたりするような感覚を訴える。

幻覚を妄想によって説明するという場合もあれば、妄想に合わせて幻覚が現れるという場合もある。

「奴隷になれ」

ある若者は、よく「奴隷になれ」という声が聞こえてくると訴えた。若者は気弱な性格で、自分のしたいことがあっても、抑えてしまうところがあった。本当は、進みたい分野があったのだが、周囲の勧めに従ってそれは諦め、別の分野に進んだのだ。若者の気持ちの奥底には、自分は他人の意思に隷属させられているという思いがあったと考えられる。

家族から、よく電話で浪費を諫められている男性患者は、電話でガミガミ叱責された後で、幻聴がすると訴えた。幻聴は、「小遣いばかり使って」「お菓子ばかり食べて、あんなに太っている」と自分を非難する内容だった。

このように、統合失調症の幻聴も、前後の状況からその心理がよくわかるものも多い。一見突飛に思えるものでも、よく話を聞いてみると、本人の置かれている状況やこれまでの生き方から理解できるものが多い。

被害妄想と誇大妄想は裏表の関係

自分を偉大で重要な存在だと思い込む誇大妄想にも、さまざまなヴァリエーションがある。自分自身が偉大な存在だというタイプもあれば、偉大な人に愛されている、偉い人の配偶者や恋人であるという形を取ることも多い。また、誇大妄想はしばしば被害妄想を伴う。自分は皇室の落胤《らくいん》なので迫害を受けているのだとか、自分は特別なパワーをもつ存在なので当局が自分を監視しているのだといったふうにである。誇大妄想自体は、その人にとって心地よいものであるため、一旦誇大妄想がはじまると完全にはなくなりにくく、慢性的に続きやすい。被害妄想のほうが治療に反応して消えやすい。ただし、誇大妄想と結びついた被害妄想の場合はその限りでない。

「神通力」をもつ男性

元公務員のある中年男性は、自分には特別な「神通力」があって、選挙の結果や試合の結果を左右することができるという妄想を抱いていた。その特別な力ゆえに、与党は自分の銀行口座にひそかに入金してくれるのだと考えていた。だが反対勢力は、彼の神通力を恐れて、自分を排除しようとしており、それで仕事も辞めさせられたのだと言った。しかし、そうは言いながらも、特に困ったことをするわけでもなく、ごく平凡に暮らしている。野球をテレビで観戦するときに、自分のもつ神通力を半ば楽しみに使って、思い通りの結果になるのを楽しんでいるという。

2 自我障害

自分と外界との境目が崩れる

統合失調症で特徴的なもう一つの症状は、自分と他者との境界が崩れ、自我が侵犯されることである。これを「自我障害」と呼ぶ。自分と他者の境界を自我境界と呼ぶが、統合失調症の人は、自我境界が脆かったり曖昧だったりするのである。自分の秘密がみんなに筒抜けになっていると感じる「自我漏洩症状」、自分の考えが周囲に広まっていると感じる「思考伝播」はよく出合うものである。

思考伝播は、英語ではブロードキャスティング・オブ・ソート、つまり「思考の放送」という。放送するように、自分の考えや秘密が世間に向かって、ばらまかれるように感じるのである。自分の考えたことや心の中のことが、「世間に知れ渡っている」「みんなに知られている」と感じる状態を想像してほしい。それは、プライバシーを完全に奪われた状態である。

逆に、外界から他人の思考や異物が自分の中に侵入してきたり、自分をコントロールされるように感じる場合もある。他人の考えが自分の頭の中に入り込んでくるように感じる「思考吹入」、外界（他者）が自我の中に侵入してくるように感じられる「侵入症状」、何者かに操られているように感じる「操られ体験（被影響体験）」なども特徴的な症状である。自我障害を幻覚妄想症状に含めて考えることもある。

次は、侵入症状が顕著なケースである。

「勝手に入ってくるんです」

二十代の女性患者は、いつも自分の身に起きている不快な出来事を、早口でまくし立てた。「口の中や喉に、入ってくるんです。入ってきて、そこで勝手に喋ってるんです。胸のところにも入りこんで、そこでいやらしいことをはじめるんです」。

この女性の症状は、幻聴と、他者が自分の中に侵入してくるという体感的な幻覚妄想がからまり合ったものだが、他者の侵入や蹂躙を防ぎ止めることができないという点で共通していた。

この女性は、他人と目が合ったりすれ違ったりしただけで、相手が体に取り憑いてくる、侵入してくると感じ、そのため、人の中に入っていくことにも、裸の姿をじろじろ見られたり触られるような苦痛を感じるのだった。

ムンクの『叫び』

有名なムンクの『叫び』というリトグラフは、ムンク自身が統合失調症をわずらいはじめた頃に制作されたものである。両手で耳を押さえ、外の世界に押しつぶされそうになりながら、絶叫するさまは、統合失調症の人に押し迫ってくる、世界が変容するような不安と恐怖を、生々しく語っている。『叫び』を描いた当時、ムンクは統合失調症の前駆期にあった。神経が過敏で昂りやすくなり、人々の視線が自分に迫ってくるように感じられ、己の存在が足下から溶けていくような恐怖に怯えていた。まさに狂気の予兆に震えながら、ムンク自身の世界没落体験を画面にしたものなのである。

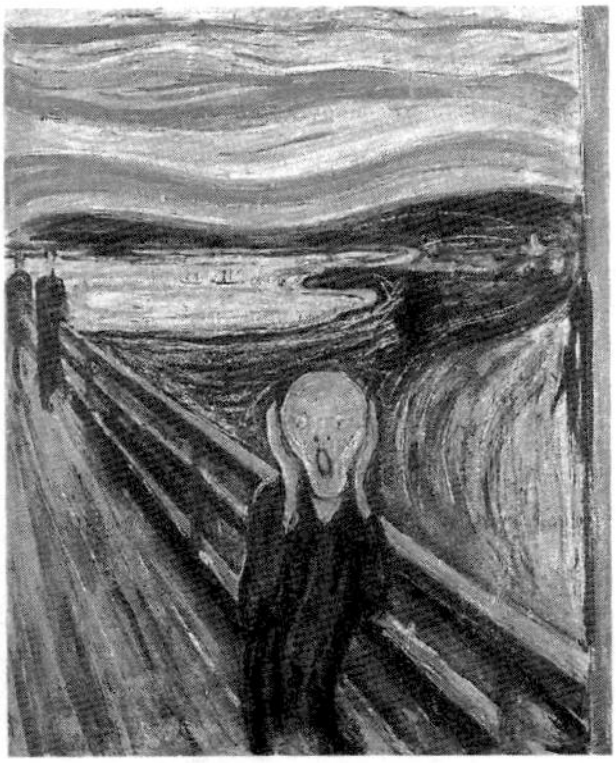

エドヴァルド・ムンク
（1863年－1944年）画『叫び』

ムンクの作品がありありと教えてくれるように、統合失調症という病の中核的な症状は、外の世界が自分というものを圧倒し、侵入し、崩壊させてしまうという存在の危機なのである。

ムンクが迫害妄想や追跡妄想、幻聴といった統合失調症の本格的な症状を示したのは、『叫び』の制作からさらに八年後のことである。二十代で最初の異変が兆しはじめてから、十年以上経過していた。

ムンクは自分が監視され、後をつけられ、秘密がひそかに調べられ、密告されようとしていると感じるようになる。誰もが自分の噂をし、悪口を言っている声を聞き、新聞の記事までもが自分のことを書き立てている気がした。女の声が「殺すぞ」と脅し、窓の外から聞こえてきた物音から、自分が包囲されていると思う。だが、そこから逃れようとしても、嘲《あざけ》りの声はどこまでもついてくるのだった。ムンクは、ついに友人に頼んで、自ら精神病院を訪れたのである。


作為体験は、させられ体験とも言い、本人の意思とは無関係にある行動をさせられてしまうと感じる症状である。幻聴を伴い「声に命令された」と感じる場合と、幻聴はなく、「体が勝手に動いてしまった」と感じる場合がある。「殺せ」「死ね」「食べるな」といった幻聴に支配されて、その通りに行動しようとすることもある。衝動的に自分を傷つけたり、他人を傷つける行動がみられた場合、しばしば作為体験による。

ある二十代の男性患者は、自分の拳でよく顔を殴った。強く殴るので、顔が腫れ上がるほどであった。理由を問うと、「手が勝手に殴るんです」と答えた。

作為体験は、主体性の障害だといえる。実際には、自分が行動していながら、それが自分の意思に基づく行動ではなく、他人の意思を強制された結果であると感じるのである。

3 解体症状

纏まりが悪くなる解体症状

統合失調症の症状として、幻覚妄想や自我症状とともにもう一つ重要なのは、行動や言葉の纏まりが悪くなることである。その根底には、思考の統合（纏まり）が緩《ゆる》くなるという基本症状がある。この症状を、ブロイラーは「連合弛緩」と呼んだが、現在では、解体症状と呼ばれることが多い。

「解体」というと、ショッキングな響きがあるが、英語でいうとディスオーガニゼーション(disorganization)、つまり、纏まりがないということである。行動や言葉の纏まりが悪くなるのである。その根底にあるのは、思考の混乱である。

考えを纏める力が落ちている状態を思考障害と呼ぶ。思考障害があると、考えがうまく進んでいかず、とぎれとぎれにしか話せなかったり、論理的な筋道に従って話すということが難しい。聞いている者は、とても理解しにくく感じる。

次は、そうした一例で、音楽大学の女子学生が語った言葉である。

「もっと本がよみたい。…学校にはしばらく行かないで…家で一〇回だけピアノを弾いて…（そして？）まわりがすごくうるさい。だから…おじさんが、おーそどっくすな本をよみなさい…（おじさんが？）黒人でアンドレ・ワッツというピアニストがいて、その曲を一回弾いて外に出たり、母親がアメリカ人で…カンパネラというピアノを弾いていたわけです。…でもピアノにかぎをしめてしまいました。（だれが閉めたの？）私です。…今、本を置いてきたのです。椅子のところ…」

（平井富雄、関谷透『目でみる精神医学』より引用）

このケースでは、話の言語的な纏まりが緩くなり、連合弛緩を呈している。ただ、一つひとつの言葉は、理解可能であるが、論理的なつながりが緩くなったり、個人的な連想で、言葉が連なっていくため、第三者には、話が飛んでしまったように感じられる。こういう状態のときには、考えが途切れたり（思考途絶という）、何を話していたかわからなくなるということも多い。これらは、思考障害によって起こる症状である。さらにひどくなると、言葉がただ羅列されただけの「言葉のサラダ」状態になることもある。

「奇妙さ」という症状

纏まりが悪くなるのには、もう一つ別の原因が関係している。それは、本人が伝えようとしていること自体が、周囲の人には現実感をもって理解することができないという場合である。この場合、言語自体には論理的破綻がなくても、聞いている者は腑に落ちない思いに囚われ、「意味不明だ」と感じることになる。

この場合には、しばしば幻覚や妄想を伴っていることも多い。たとえば次のケースでは、本人にしかわからない独自の感覚的体験を伴っているため、第三者には理解ができない。

「みんなが見るんです。私のことを妬《ねた》んで。そしたら、飛ぶんです。頭が。すごく飛ぶんです。どうしたらいいんですか。もういやなんです。飛ばないようにしてください」

言語として破綻しているわけではないが、ほかの人には体験できない知覚や考えが混じっているため、聞く者はすんなりとは理解できない。普通の常識からは、その意味を推し量ることができないのである。

自分の常識や経験を超えた出来事に出合ったとき、人は「奇妙だ」と感じる。この奇妙さも、統合失調症にしばしばみられる重要な症状なのである。奇妙な言動、行動も、解体症状の一つだと考えられる。

次のケースのように、明らかな幻覚妄想はないのだが、現実感が乏しい、つかみどころのない奇妙な内容を訴え続ける場合もある。

「なんか、おかしくてね。ピコーンとくるんですよ。そしたら、頭がバリバリして、厭な感じがするんです。風呂に入った日に、食事をしたときになりやすいですね。骨がジンジンして、疲れるんです。ガンマー毒素が増えるんです。寝ているしかないですね」

このケースの男性は、よく自分にしか意味のわからない言葉を作り出して使った。自分の感情や感覚を表す言葉にも、一般的でない奇妙な表現が多かった。

このケースでも、言語自体が纏まりを失っているわけではないが、本人が伝えようとしていることは、聞き手には伝わりにくい。言葉が、あまりにも本人独自の意味内容で使われているためだ。「ガンマー毒素」といった造語も、本人にしか理解できない。本人独自の言葉を作り出す症状を「言語新作」というが、これも、コミュニケーションという言語本来の働きが、機能しなくなることによる。言語新作や、言葉の独特で奇妙な使い方も、解体症状の一つと捉えることができる。

　このように、奇妙さとは体験や感情を共有できないという徴候であり、それは言い方を変えれば、異質な世界との遭遇に伴う違和感である。したがって、奇妙さを感じるのは、観察する周囲の人間だけではない。本人自身も、現実と呼ばれるこちらの世界に対して、違和感や奇妙さを感じているのである。本人の立場に立てば、現実の世界が、不自然でよそよそしいものに感じられたり、明瞭な意味を失い、不可解さと不気味さに満ちて感じられる。そうした事態をブロイラーの助手となったこともある精神医学者のミンコフスキーは「現実との生ける接触の喪失」と呼び、統合失調症の根本症状だと考えた。

4 緊張病性症状

かつて緊張病《カタトニー》と呼ばれた激しい興奮や、体が固まったように動きを止め、無反応になってしまう症状を特徴とするものである。

典型的な状態の一つは、闇雲な激しい運動の暴発を伴う興奮状態で、「精神運動興奮」と呼ばれる。精神運動興奮状態では、激しい興奮や衝動行為がみられるだけでなく、全裸になったり、走り出したり、物を壊したりすることもある。

逆にまったく無動無反応で、目を開けてはいるが、呼びかけにもまったく応えが返ってこない状態を「昏迷」という。筋肉の緊張は亢進し、蝋人形のように固まったままで、手を挙げさせれば、手を挙げたままになっている。受動的に動かすことはできるが、自分の意思で動くことはなく、なされるがままの姿勢で固まっている状態を、「カタレプシー（強硬症）」とか「蝋屈症」と呼ぶ。かつては非常によくみられたものであるが、近年は比較的稀なものになっている。

昏迷と精神運動興奮は、突然入れ替わることがある。まったく無反応だと思っていると、突如激しい興奮状態になったり、興奮状態の後で昏迷に陥ったりする。

より軽度な症状としては、言葉を発しない「緘黙《かんもく》」や何に対しても拒否的な態度を取る「拒絶症」も、よくみられる症状である。

緊張病性の症状は、気分障害でもみられることがある。うつ状態では、緘黙や昏迷を伴うことがあるし、躁状態では、精神運動興奮や昏迷が出現することがある。両者の鑑別が必要になる。

5 陰性症状とうつ状態

精神病後うつ状態に注意

急性期の後、しばらくは無気力な状態に陥る。この状態を「精神病後うつ状態」と言い、急性増悪（「シュープ」と呼ばれる）に続いて、一、二ヶ月から、ときには数ヶ月以上続く。その後、ほぼ完全に寛解する場合と陰性症状や一部の陽性症状が残り、慢性期に移行する場合がある。精神病後うつ状態では、自分の現状に対して悲観的になり、希死念慮を生じることもあるので、注意を要する。この時期に焦って仕事や学校に復帰しようとすると、思うように体が動かないことで、余計悲観的になってしまうことも多い。復帰や職探しにあたっては、陽性症状がよくなっただけでなく、精神病後うつ状態の時期を十分に脱していることが必要である。

怠けと勘違いされやすい

陰性症状としては、意欲や関心の低下、人と接するのを避ける傾向がみられやすい。きれい好きだった子がものぐさとなり、お風呂にも入らず、歯も磨かず、片づけもしなくなり、身だしなみや服装もかまわなくなるという変化が起こる。頑張り屋だった子が、以前ほど机に向かわなくなり、机に座っていてもあまり集中できず、勉強の能率ががたんと落ちることも多い。人づき合いを避けるようになり、外出も好まなくなる。

起こりがちなことは、こうした陰性症状が怠け者になったと誤解され、家族が無理解な発言をすることで、よけい自信をなくしたり、疎外感や被害的な考えを強めてしまうことである。本人を追いつめて悪化させないためにも、陰性症状についての理解が大切だといえる。後に述べるように、薬物治療の進歩やリハビリテーションの併用により、陰性症状が改善するケースも増えてきている。

急性期には、陽性症状が主に活発となり、慢性期には、陰性症状のほうが目立つことが多い。しかし最初の発病でも、前駆期の長いケースや完全な寛解に至らないケースでは、陽性症状と陰性症状が混在する。陰性症状が徐々にはじまり、以前のように勉強や対人関係に積極性がみられなくなり、成績が下降したり、友達とも遊ばなくなったり、家にこもりがちになるうちに、次第に不眠や独語、空笑、被害妄想や非現実的な言動がみられるようになり、何かをきっかけに興奮状態になるという経過は典型的なものである。

統合失調症とひきこもり

統合失調症が発症したとき、しばしば生じやすい状態がひきこもりである。患者は神経が過敏になり、幻聴や被害関係妄想などの病的体験により、外界と接触することに大きな負担と苦痛を感じやすい。外に出ると、人の視線や空気さえもが自分を非難するような、よそよそしいものに感じたり、何か違和感のある怖いものに感じられる。外界から侵入されたり、脅かされるように感じることもある。そのため外出することが減り、外出しても、人目につかない深夜だけという場合もある。

自宅の外に出ることはおろか、自分の部屋からさえ、出るのを厭がるようになることも多い。雨戸やカーテンを閉めきり、部屋を薄暗くして、布団をかぶって寝ているという状況が典型的である。こうした状況になると意欲や活力も低下し、身だしなみや部屋の整理整頓もできなくなり、不潔でだらしなくなる。風呂にも入らず、フケが出ていても長い間、髪を洗わなかったりする。服装のセンスも悪くなり、ちぐはぐで不自然な格好をしていても平気になったりする。

ひきこもりの原因として、統合失調症の可能性も頭の片隅にとどめておく必要がある。

6 統合失調症の診断

持続期間や機能低下の存在も重要

このように、多様な症状が認められ、発症の数年前から潜行してはじまっている症状もある。しかも厄介なのは、これまで述べてきたどの症状も、それだけで統合失調症と診断できるものはないということだ。

では、いかに診断するのか。現在、もっとも広く用いられているアメリカ精神医学会の診断基準DSM－Ⅳでは、症状、機能低下の存在、持続期間、ほかの疾患の除外のすべての条件を満たすとき、統合失調症と診断される。

まず症状と持続期間については、①幻覚、②妄想、③纏まりのない会話、④緊張病性の行動、⑤陰性症状、の五つのうち少なくとも二つが、それぞれ一ヶ月以上認められることである。対話性の幻聴やコメント型の幻聴、奇妙な妄想は、統合失調症に特異性が高いものと考えられ、この症状だけでよい。二つの症状の時期が、ズレていてもかまわない。また、治療が奏効した場合、症状の持続期間は一ヶ月に満たなくてもよい。

次に、職業生活や社会生活で機能低下が起きていることである。成績の低下や仕事が手につかない、人づき合いを避ける、自己管理ができないなどの問題が認められることである。

三番目の要件は、障害が六ヶ月以上にわたって持続していることである。その間、症状が軽減している期間があってもよいが、完全に回復してはいない。六ヶ月以内の段階では、統合失調症様障害と暫定的な診断を行なう。

最後に除外診断として、気分障害や失調感情障害、薬物の使用や身体疾患の影響によって起きているのではないことが要件となる。躁やうつのときだけに症状がみられる場合は、気分障害のほうが考えられる。また、すでに広汎性発達障害と診断されている場合は、幻覚や妄想が少なくとも一ヶ月以上存在する場合にのみ追加診断を行なう。

このように症状だけでなく、その経過や機能の低下の有無が重要である。本人だけでなく家族や関係者からも、経過をたどるための情報を集める必要がある。家族が経過を整理し、どの時期にどんな様子がみられたかを纏めて担当する医師に提供することで、診断の精度を上げるのに役立つ。

確定診断には発症から六ヶ月かかる

症状的には統合失調症に該当する状態がみられても、現在の診断基準では、一ヶ月以内に回復した場合は「短期精神病性障害」、一ヶ月〜六ヶ月以内に回復した場合は「統合失調症様障害」と診断名がつけられ、六ヶ月以上何らかの症状や支障が残ったものだけ統合失調症とされるため、確定診断には発症から最低六ヶ月の時間が必要になる。

病名が変わることも起こりうる。たとえば初回エピソードでは、三週間で元通りの生活に復帰できたとすると、「短期精神病性障害」という診断になるが、その一年後、同じ状態で回復に三ヶ月かかったとすると「統合失調症様障害」となり、さらにしばらくおいて、もう一度同じ症状が再発して、回復に六ヶ月以上かかったとすると、ようやくこの時点で「統合失調症」という診断がつくのである。こうした三段階の診断システムには、時期尚早の診断で過剰診断を避けるというメリットもあるが、一過性のものだと楽観して治療を中断し、みすみす症状を進行させてしまうというデメリットもある。

検査キットも登場

このように、統合失調症の診断は症状や経過、生活上、職業上の機能などを総合的にみて行なわれる。ＭＲＩのような画像診断や血液検査、心理検査といった特定の検査によっては統合失調症を診断することはできない。ただ近い将来、その状況が大きく変わる可能性もある。

統合失調症の関連遺伝子を調べることで、診断を行なう技術が開発され、検査キットも作られている。少量の血液を採取し、約一〇種類の関連遺伝子のメッセンジャーRNAや関連するタンパク質を検出することで、遺伝子発現量から統合失調症の発症リスクを予測し、あるラインを超えた場合、発症していると判定する。この検査キットは、八〇パーセントの精度で患者と健常者を見分けることができるという。ただ調べられた遺伝子とは別の要因で発症したケースでは異常なしと判定されてしまうし、発症していない人が発症していると判定される「偽陽性」の危険もある。もっともこの場合は、将来の発症リスクをあらかじめ知ることにつながるとも考えられる。

検査キットだけで正確に診断することはできないにしても、潜在的なリスクも含めて評価するという点で、有用な補助診断技術となる可能性はある。

また、統合失調症では探索眼球運動の稚拙さがみられる点を利用して、注視点を記録するアイカメラと呼ばれる装置を用い、統合失調症を診断する技術も開発されている。

新しい分類の試み

現在広く使われている分類は症状と経過によるものであるが、直接、病態に基づいた分類の試みも行なわれている。

ペンシルベニア大学の研究チームは、統合失調症と診断されている人を、脳の形態や認知機能の点から、三つのグループに分類できるとした。

第一のグループは、側頭葉の容積減少が認められるタイプで、注意障害や解体症状が目立ち、発症は早く、若い男性に多い。全体の約二〇パーセントを占める。

第二のグループは、前頭葉の変化を伴うが側頭葉には異常がみられないタイプで、約三〇パーセントを占める。

第三のグループは、前頭葉にも側頭葉にも変化が目立たないタイプで、軽い記憶障害がみられるものの、認知機能障害も軽度であり、もっとも予後良好なタイプと考えられる。

二〇〇四年、国立精神・神経センターのグループは、脳画像検査のデータを解析した結果、統合失調症が二段階のプロセスを経て発症するという仮説を提唱した。まず最初に側頭葉の容積が小さくなる。この段階は統合失調症が発症しやすくなる脆弱性に関係すると考えられる。さらに次の段階として、前頭葉の容積減少が起きると、症状が顕在化し発症に至るとしている。

今後、研究が進めば、症状や経過だけでなく、病因や病態に基づいた診断が行われるようになるだろう。

7 類似の状態を呈する障害

統合失調症に症状は似ているが統合失調症ではない、あるいは現時点では統合失調症と診断できない疾患が数多く存在する。統合失調症と区別するポイントを摑んでおくことが重要である。

短期精神病性障害

先述のように、統合失調症に似た症状が出現するが、一ヶ月以内に回復してしまう場合を短期精神病性障害と呼ぶ。大きなストレスによって生じることが多いが、明白なストレスがなくても起こることがある。数日から二、三週間、幻覚や妄想、纏まりの悪い行動や緊張病性の症状が、一過性に現れ、一ヶ月以内に完全に元通りに回復する。

欧米などの先進国では短期精神病は稀であり、幻覚妄想や解体症状、緊張病性症状を呈した場合、通常回復にもっと長期間を要する傾向がみられる。それに対して発展途上国では、急性に発症し急速に症状がなくなる短期精神病の割合が非常に多いことが知られている。

短期精神病が多いということは、逆にいえば慢性化する統合失調症の割合が少ないということであり、それは見方を変えれば、途上国には精神病を短期間で回復させる要因があり、先進国には精神病を長期化、慢性化させる要因があると考えることもできる。

もちろん短期精神病は、統合失調症とは異なる原因で起きる異なる疾患であり、それを同一視することが誤りだとする見方もある。その場合、統合失調症は途上国では稀であるということになるが、そうなると統合失調症の発症率は、人類のあらゆる社会でほぼ同じであるという、これまで広く認められてきた定説と矛盾することになる。もし、統合失調症を引き起こす遺伝子が、人類にある程度均一に広がっているとすると、途上国では短期間で回復する精神病が、先進国では長引きやすく、慢性化しやすいのではないかという仮説が成り立つだろう。

それを裏づける事実として、ワーナーはアフリカのバンツー族のケースを取り上げている。バンツー族の統合失調症の患者に対して、西洋流の治療をほどこしたところ、回復はまったくはかばかしくなかったが、バンツー族の流儀で対応すると非常に良好な経過をたどり、短期間に回復したのである。

統合失調症様障害

統合失調症様障害とは同様の症状が短期精神病性障害よりも長く持続するが、六ヶ月以内には完全に回復に至るものである。六ヶ月後の時点で、症状や機能低下が続いていれば、統合失調症に病名変更される。また薬物療法により症状が消えていても、薬物療法の継続が必要で、かつ機能低下が認められる場合には、統合失調症と診断される。

西欧では、統合失調症の五分の一程度しかみられないが、発展途上国では、統合失調症と同じくらい多いとされる。日本でも比較的多いことが知られている。その理由の一つは、後に述べる非定型精神病のようなタイプが多くみられることによる。

詩人、中原中也の場合

『山羊の歌』『在りし日の歌』の二つの詩集を遺して逝った詩人、中原中也は、二十九歳の十一月、愛児文也を小児結核で亡くした直後から、悲しみの衝撃と、不眠不休の看病疲れも相まって、被害妄想や幻聴に襲われた。葬式について近所の住人が悪口を囁いているとか、巡査の足音がすると言ったりした。「屋根の上に白蛇がいる。文也を食い殺したやつだ!」と叫んだり、屋根の上から動かなくなるなど、異様な行動が目立ったため、翌年の一月、千葉寺療養所に入院する。中原は、二十五歳のときにも、『山羊の歌』の出版がうまく運ばず、被害妄想に取り憑かれたことがあった。今回は、千葉寺療養所に一ヶ月あまり入院し、最後は、病院から逃げ帰っている。当時の療養日記を読むと、非常に礼儀正しい語り口で、整然と書かれ、療養のための日課に勤しんでいる様子が綴られている。入院後は、比較的短期間で落ち着いたようだ。しかし、発症から入院まで、ちょうど二ヶ月ほど経過しており、その間、幻覚妄想や纏まりのない行動がみられていたとすると、統合失調症様障害という診断になるだろう。ただし、息子と死別したうつ状態が背景にあり、二ヶ月あまりで回復したとすると、死別反応というべきなのかもしれない。

気分障害

うつ病や双極性障害（躁うつ病）でも、幻覚妄想や精神運動興奮や昏迷状態などの精神病性症状を生じることがあり、統合失調症と見間違われることがしばしばある。かつては、統合失調症の概念が現在よりも広く、幻覚や妄想がある場合、統合失調症と診断されることが少なくなかった。気分障害の診断のポイントは、躁やうつの症状が強まったときだけ精神病性の症状がみられ、気分が安定すれば消えることである。

失調感情障害

統合失調症の症状と、躁やうつといった気分障害がオーバーラップするもので、気分症状に関係なく、幻覚や妄想がみられるのが特徴である。統合失調症の診断基準を満たすとともに、気分症状がほとんどの時期に存在し、なおかつ気分症状を伴わずに幻覚や妄想が存在した期間が二週間以上あることが診断の条件である。

気分症状がときおりみられる程度であれば、統合失調症の診断になるし、幻覚や妄想が気分症状があるときにだけみられる場合は、気分障害という診断になる。

失調感情障害は、統合失調症の診断基準を満たすことからわかるように、機能低下を伴って慢性の経過を取るもので、気分障害よりも予後が悪い。

非定型精神病

周期性または挿間性（悪化を反復するが、悪化と悪化の間は回復している）に病相を反復する急性精神病で、統合失調症と気分障害の両方の症状が混在し、しばしば夢幻様体験などの意識障害を伴うタイプである。症状だけを見ると、周囲の者を愕然とさせるほど重症の印象を与えるのだが、二、三ヶ月ですっかり元通りに回復する予後良好なタイプである。「非定型精神病」の病名は、ドイツのレオンハルトが最初に用いたものだが、日本では満田久敏が独自の研究を進め、遺伝的要因が強いことや、脳波異常が高頻度にみられ、てんかんの家族負因がしばしばみられることを明らかにした。満田は診断においても、意識障害の存在を重視した。双極性障害（躁うつ病）の中でも、意識障害を伴わないタイプと伴うタイプがあるが、それぞれが遺伝的に独立性をもつことを明らかにし、非定型精神病は意識障害を伴う双極性障害と近縁性をもつことを示した。

ただ、「非定型精神病」の診断は、西日本ではよく使われるが、関東から東ではあまり使われないという事情があり、誤解や混乱の多い病名である。

さらに混乱に拍車をかけているのは、失調感情障害との関係である。専門家でも、両者がほぼ同じものだと思っている人が少なくない。レオンハルトや満田が、非定型精神病の特徴としたのは、反復しても予後が良好で、ほぼ完全に回復する急性精神病ということである。ところが失調感情障害は、統合失調症の診断基準を満たし、慢性の経過をたどるもので、予後はあまりよいとはいえない。半年以内に回復する「統合失調症様障害」の中には、予後良好な特徴を示すタイプがあり、DSM－Ⅳでは予後良好の特徴として、次の四項目のうち二項目が該当することを挙げている。

①急性の経過。何らかの兆候が現れてから、四週間以内に精神病症状が現れている
②症状の極期における意識障害の存在。病状がもっとも悪化した時期に、一過性の錯乱や困惑がみられる
③病気になる前の社会適応が良好

④感情が鈍麻したり、平板化していない

これらは、まさに非定型精神病の特徴に相当する。

実際には、非定型精神病と診断されたものの中にも、反復を繰り返すにつれて、完全に寛解しなくなるものもある。そうした場合は、国際分類では失調感情障害や統合失調症の診断がつくことになる。

こうした食い違いが起きるのは、非定型精神病は、遺伝的研究に基づいて病因を重視した病名であり、失調感情障害や統合失調症は、症状によって分類した病名であるという根本的な違いからきている。

妄想性障害

妄想だけがみられるもので、幻覚や解体症状などは認められない。妄想も、状況から理解しやすいものであることが特徴とされる。被害妄想や恋愛妄想、身体的な妄想が多い。また、統合失調症に比べて機能低下が起こりにくく、表面上、比較的普通に暮らしていることもある。

境界性パーソナリティ障害

境界性パーソナリティ障害は、強い自己否定と気分や対人関係の両極端な変動を特徴とするものだが、幻覚妄想や錯乱など一過性の精神病症状を生じることがあり、統合失調症と誤って診断されることがある。

シゾイドパーソナリティ障害

他者に対する無関心や喜怒哀楽など感情反応の乏しさを特徴とするもので、孤独を好み、親密な社会的かかわりを避けて、ひっそりと暮らすことが多い。統合失調症に関連した遺伝的要因の存在が推測されている。

失調型パーソナリティ障害

他者に対する無関心とともに、非現実的な思考を特徴とするもので、風変わりな変人と思われやすい。シゾイドパーソナリティ障害に比べて、感情的な反応性は保たれており、対人関係も、もう少し活発であるが、シゾイドよりも不安定な面をもつ。こちらも統合失調症との遺伝的関連が認められている。

広汎性発達障害

対人関係における消極性や不器用さ、他者の感情や意図を理解することの困難さ、こだわりの強さや反復的行動などを特徴とするもので、ストレスに反応して一過性に統合失調症に似た状態を呈することがある。明白な幻覚や妄想などの精神病症状が一ヶ月以上持続し、六ヶ月以上にわたって機能低下が起きている場合にのみ、統合失調症と診断される（症状を抑えるための薬物療法が六ヶ月以上必要な場合も含む）。

第四章

統合失調症と認知機能障害

再び注目される認知機能障害

近年、陽性症状や陰性症状とは別に、統合失調症には、もう一つの症状が存在することがクローズアップされている。それが認知機能障害である。

統合失調症の認知機能障害に最初に着目したのは、この疾患の基となる概念を作ったクレペリンである。そのことは、彼が「早発性痴呆」という病名を用いたことにも表れている。しかし、その後ブロイラーが、この疾患の予後が、はるかによいことを見出し、病名を今日のものに改めた。そうした中で、統合失調症では知能など認知機能の低下は起こらないというのが一般的な考えになっていた。

ところがブロイラー自身も、認知機能障害の存在には気づいていた。彼が特に注目したのは、注意の障害である。統合失調症の患者は、肝心なものに注意を集中することができず、無関係なものに気を奪われやすいのである。

しかし、こうした症状はより目立った症状の間に埋没し、あまり重要視されてこなかった。認知機能の低下とみえるのは、陽性症状や陰性症状の影響によるものだと考えられたのである。

統合失調症の認知機能障害が再び注目されるのは、一九八〇年代以降、短期記憶や注意力といった認知機能の低下が、陽性症状や陰性症状のはじまる以前から起きていることが報告されてからである。認知機能障害は七五パーセント～八五パーセントのケースで生じるとされ、今日では、認知機能障害は統合失調症の中核的な症状と考えられるようになっている。

実際、認知機能障害はしばしば陽性症状が出現するよりも前からはじまり、陽性症状だけでなく、陰性症状が改善した後でさえも持続しやすいのである。この認知機能障害が、将来的な予後、特に社会的、職業的な機能を左右することも明らかになっている。

また、しばしば誤解されることだが、認知機能障害は抗精神病薬の影響とは無関係に起きていることもわかってきた。

認知機能障害は、他の症状がよくなったようにみえても長く残存し、一見しただけでは気づかれにくいのである。この認知機能障害が、統合失調症の人の社会復帰や就職の足を引っ張ったり、日々の生活を困難なものにするのである。

また認知機能障害が強い人は服薬が守れず、治療も中断しやすく、治療的予後もよくないのである。何度も入退院を繰り返す人と、再発することなく過ごせる人の違いには、認知機能障害の有無が関係しているのである。

認知機能の各要素

そもそも認知機能とは、自分を取り巻く環境から情報を取得し、それを処理し、適応を高める方向に出力する能力である。必要な情報を吸収するための注意、記憶といった能力や、それを概念化し、筋道立てて考えたり、目的や予測に従って計画的、効率的に課題を遂行したり、相手の感情や意図を見分け、適切に対人関係を行なう能力も含まれる。

認知機能は記憶、注意、課題処理、視覚・空間的認知、言語的認知、論理的思考、社会的認知など多面的な能力を含む。次の七つの能力で特に問題を生じやすい。これら七つは独立した能力というよりも、相互に関係している。

①注意力……変化を検出する能力、雑音の中である特定の対象に注意を集中する能力、集中を維持する能力などが含まれる
②作業記憶……メモ的な短期間の記憶
③言語的能力……言語を学習、理解、使用する能力
④視覚・空間的能力……視覚・空間的な学習や行動の能力
⑤統合能力……概念化や抽象能力、論理的思考

⑥実行機能……計画立案、判断、効率的実行
⑦社会的認知……相手の顔や表情、感情、意図を見分ける

一般に認知機能というと、記憶や注意といった学習的な能力が思い浮かぶが、統合能力、実行機能、社会的認知の機能も重要になる。

統合失調症では、注意や記憶や抽象能力の低下がみられることが、早くから知られていた。最近では、実行機能や社会的認知においても低下がみられることに関心が集まっている。

統合失調症に罹患すると、陽性症状が快復し、陰性症状も改善しているのに、学業や仕事が発病前に比べてはかどらないとか、うまくいかないという問題にしばしば出くわす。そこには、これらの認知機能の障害が起きていて、まだ十分回復していないということが関係している。たとえばしばしば遭遇する問題は、仕事のスピードが遅いということである。これには実行機能の障害が関係している。

そのことがわからずに、ただ闇雲に頑張ろうとすると、なかなか思うように成果が出ないため、焦りやストレスを感じ、また自信を失ってしまいやすい。認知機能の中のどういった能力や働きが低下しているのかを理解した上で、適切なリハビリや訓練を行なっていくことが必要になる。

認知機能の障害の程度には個人差が大きく、低下の大きい人もいれば、ほとんど低下のない人もいる。また、どの能力が低下するのかも人によってさまざまであり、統合失調症に特異的なものは現在までのところ見つかっていない。

もう一つ気をつけたい点は、統合失調症になる以前から、本人も周囲も気づかないが認知機能障害を抱えていたというケースが少なくないことである。話をよく聞いて、いろいろ調べていくと、注意機能や実行機能、社会的認知の能力が、病気になる前から低かったことが裏づけられるケースがしばしばみられるのである。軽度の発達障害があったと考えられるケースも少なくない。

こうしたケースでは、なおさらのこと無理な目標設定をせずに、本人の障害を十分理解した上で、焦らず、じっくりリハビリしていく必要がある。また、弱い点に囚われすぎず、本人の中で強みになる能力を生かすことも大事である。

リスク・サインとしての注意障害

そうした中で関心が集まっているのが、統合失調症の発症に何年も先行して、注意障害がみられるという事実である。統合失調症の親をもつ子どもと、健常者の子どもを長期間にわたって調査した研究（New York High Risk Project）によると、統合失調症を発症したグループでは、十二歳の時点でほとんどのケースで注意障害が認められたが、発症しなかったグループでは、注意障害は稀にしか認められなかった。十二歳の時点での注意障害と、統合失調症の発症のつながりには、八五パーセントという高い特異性がみられたのである。言い換えると、将来、統合失調症を発症するかどうかを、十二歳の時点で注意障害があるかどうかによって、八五パーセントの正確さで予測できるということになる。

注意障害の程度は、統合失調症の発症前後で大きく悪化するわけではなく、同程度に持続して認められた。また、回復がよいか悪いかといった予後ともあまり関係がなかった。つまり、注意障害は、統合失調症の症状によって悪化するものではなく、もともと生物学的に決まった特性として存在していると考えられる。そしてその存在は、統合失調症を発症させる生物学的脆弱性と、強い結びつきがあるということになる。

いずれにしても、注意障害の存在は、統合失調症の発症の危険が高いことを知らせるリスク・サインとして重要ということになる。ことに、近親者に統合失調症の人がいる場合、予測可能性が高い。そうしたケースでは、注意障害の有無に気を配ることにより、早めの予防的対応を行なうことで、予後を改善することも理論的には考えられている。しかし、一五パーセントの偽陽性を生じてしまうということもあり、弊害も危惧され、実際には活用されるに至っていない。

統合失調症を発症しない場合でも、注意障害が認められるケースでは、失調型パーソナリティ障害が認められる傾向もみられた。

聞き返しが多い男性

ある男性患者は、知的能力に優れ、根気や集中力もあって、仕事ができそうにみえるのだが、実際に仕事になると、なかなかスムーズにいかなかった。問題点の一つは、指示が咄嗟《とっさ》にのみ込めないことである。それで聞き返してしまう。もう一度言ってもらうと理解できるのだが、何かをしているときに、いきなりほかのことを言われても、まったく頭に入らない。急いでいるときなど、同僚はいらだってしまいやすい。男性は、普段でも、「えっ、なんて言いました?」と、聞き返すことが多かった。咄嗟に注意が切り替わらず、最初の一言を聞き落としてしまうのだ。

選択的注意と持続的注意

注意障害には、ほかの雑音的刺激ではなく、ある特定の刺激だけにフォーカスを絞る「選択的注意」の障害、注意を維持し続ける「持続的注意」の障害などがあるが、統合失調症では選択的注意と持続的注意のどちらもが低下しやすい。

選択的注意の低下があると、ざわざわしている状況で相手の言葉を聞き取ったり、二つのことを並行して行なったりするのが困難になり、非常に時間がかかる。瞬間的に、あるいは次々注意を切り替えたりするのも苦手になる。

持続的注意に障害があると、注意が散りやすく不注意になり、集中が続かない。

第二次世界大戦中、イギリスではナチスの空爆に対処するため、レーダーを監視する任務が重要になった。ところがレーダーを監視する場合に、見落としを減らそうとすると、ノイズにすぎない点を戦闘機と誤認してしまうという問題が起きた。心理学者のブロードベントは軍から依頼を受け、その問題について研究を行なった。その結果、注意の機能には検出と分類という二つの働きがあり、検出の感度を高めると分類の精度が落ち、分類の精度を上げようとすると、検出の感度が悪くなるというジレンマがあることがわかった。このジレンマの解決にはフィルターが有効であった。つまり、繰り返しみられる情報は重要でない情報として除外するという簡単なフィルターをかけるだけで、余分なノイズに注意を奪われることが減り、精度を上げることができたのである。

統合失調症では、このフィルター機能が弱いと考えられている。そのため無関係なノイズも、すべて情報として取り込まれてしまうため、処理能力をオーバーしてしまいやすい。その結果、選択的注意も持続的注意も低下してしまう。

問題は、注意の障害にとどまらない。感度が上がった状態では、分類の精度が落ちるという原則を思い出してほしい。感覚が過敏な状態では、事実の誤認が生じやすいのである。敵でないものが敵に思えたり、些細な仕草がこちらを脅かしたり、馬鹿にしたりする行動に見えてしまう。つまり、注意の障害は妄想知覚や幻覚などの妄想的認知という統合失調症の中核的な症状につながっていく。

情報の過負荷が生じやすい

情報を一度にたくさん与えられると、健康な人でもストレスを感じ、交感神経が緊張して瞳孔が開きぎみになる。多くの情報から、必要な情報を見落とすまいと神経を緊張させて、注意を凝らしているのである。瞳孔の開き具合を計測することにより、情報による負荷の程度を調べることができる。この方法を用いて健常者と統合失調症の人で比べてみると、統合失調症の人は、はるかに少ない情報量でも過負荷を生じてしまう。

こうしたことは、情報の処理容量が小さくても起きるが、情報フィルタリングの問題や選択的注意の障害によっても起きる。無関係な情報が溢れ、肝心な情報に有効な注意が注がれないために、処理がパンクしやすい。ことに二つ以上のことを並行して処理しなければならないとき、注意の配分がうまくいかないため、処理が極端に遅くなる。情報処理とは、与えられる情報から必要な情報だけを取り出す過程であり、そこで重要になってくるのは情報の取捨選択である。

情報の取捨選択、つまりフィルタリングは、情報処理において非常に重要なプロセスなのである。統合失調症では、この情報のフィルタリングがうまく機能しないことにより、過敏性や混乱を引き起こしやすいと考えられる。

情報の入力フィルターの役割をしているのは、脳の中では視床という領域で、視床フィルターと呼ばれる。感覚器官から入ってきた入力情報を、ここで篩《ふるい》にかける。情報が過負荷になり、前頭前野での処理能力を上回りそうになると、フィードバックがかかり、視床フィルターの感度を落として前頭前野に上がってくる情報を減らす仕組みが備わっている。ところが、統合失調症の人ではこのフィードバックが弱く、一杯一杯になっているのに情報が入り続けてしまい、オーバーフローに陥ると考えられている。

ブロイラーが指摘したように、統合失調症の患者がひきこもるのは、情報の過負荷から逃れるためだと考えられるのである。思考や行動が纏まりを失う解体症状、激しい興奮や無反応を呈する緊張病性症状も、情報処理が追いつかなくなることが原因として示唆される。その根底には、フィルター機能の問題が想定されるのである。

ワーキングメモリーの低下が先行する

注意や学習、処理速度、話し言葉や文章の理解、視覚・空間的認知など、あらゆる認知機能のベースの能力となるものに、ワーキングメモリー（作業記憶）がある。ワーキングメモリーとは、課題処理を進めていく上で一時的に記憶する能力のことである。ワーキングメモリーが低下すると、どこまで計算したのか、何をしようとしていたのかを忘れてしまったり、相手の話や読んでいる文章の内容が、ちっとも頭に入らないということが起きる。

こうしたワーキングメモリーの低下が、統合失調症でもみられ、しかも発症する前から、しばしば認められる。症状がすっかり改善しても残りやすい。若い人でワーキングメモリーの低下が認められた場合、注意障害やそのほかの認知機能障害がみられないか注意し、もし認められる場合には、陰性症状やごく軽度の陽性症状が認められないかに気をつける必要がある。近親者に統合失調症の人がいる場合は、さらに注意が必要だろう。ただし、ワーキングメモリーの低下は、ほかの原因でも起きる。うつ状態や薬物乱用も原因の一つである。学習障害があると、もともとワーキングメモリーだけが低い場合もある。この数年で、徐々に集中力や処理速度、言語理解などが低下していないかを振り返ってみる必要がある。

刺激に対して慣れにくい

統合失調症の根本障害の一つは過敏性である。過敏なゆえに、同じような体験をしても、強くストレスを感じてしまう。過敏性のために、肝心なことよりもほかの雑音に気を奪われて、集中できない。特に意味のない些細な出来事にも傷ついたり、悪意を感じたりする。

過敏性は、生物学的に決定された基盤に基づいて起きている部分が大きい。フィルタリング機能の弱さとも関連し、過敏性を引き起こす生物学的基盤の一つとして知られているのは、プレパルス抑制が極端に弱いことである。プレパルス抑制（Pre-Pulse Inhibition＝ＰＰＩ）とは、予め刺激を与えておくと、次に同じ刺激を与えられたときには反応が抑えられる現象である。プレパルス抑制が、慣れるという現象のベースにあると考えられている。

たとえば、びっくり箱の蓋を開けるとしよう。初めて蓋を開けて、中からバネ仕掛けで人形のクビがいきなり飛び出してきたら、誰もが驚く。しかし、同じことをもう一度やっても、あまり驚かなくなる。ところが、統合失調症の人では、驚愕反応において慣れが起きにくい。つまり、一度体験したことでも、また同じように驚愕反応が起きてしまう。何が起きるか予めわかっていても、情動的反応を抑えられないのである。

こうした特性のために、ほかの人にはさほど不快でない環境も、不快で脅威に満ち、ストレスフルなものとして感じられやすい。だから環境になかなか慣れることができず、疲労やストレスが蓄積しやすい。このように、プレパルス抑制の欠如が、負荷に対する脆弱性や不適応の原因となっていると考えられる。

興奮しやすい海馬

こうした現象は、脳波や神経細胞のレベルでも観察することができる。脳波は、多数の神経細胞がいっせいに興奮することで、脳の表面に取りつけた電極に、その領域の電位変化として記録される。たとえば音を聞かせると、五〇ミリ秒後に正方向の電位変化が起こり、その後にマイナスの電位変化が続く。二回続けて聞かせると、二回目の音に対しては、小さい反応しか起こらない。ところが統合失調症の人では、プレパルス抑制が弱いため、同じように大きな反応がみられる。

五〇ミリ秒後に起きるこの大きな反応は、実は、海馬《かいば》のCA3《シーエースリー》という領域で引き起こされている。CA3にある一群の錐体細胞が、一斉に興奮することによって、脳の表面からでも測定できるほどの強い電位変化が発生するのである。海馬は、非常に強力な興奮を起こす器官で、てんかんの主要な原因の一つは、この海馬が過剰な興奮を起こすことによる。CA3には、視覚や聴覚からの情報だけでなく、大脳皮質に蓄えられている情報、つまり記憶も流れ込んでくる。このCA3において、感覚イメージや過去の情報、知識などの結合が起きている。われわれが一瞬一瞬の状況を覚えていられるのは、ＣＡ３の働きによる。アルツハイマー型認知症ではこの海馬がやられるため、記憶や見当識（いつ、どこで、何をしているのかといった認識）が障害される。

ＣＡ３の興奮が高まりすぎると、最終的にはてんかん発作が起きてしまうので、そうならないように、興奮を抑制する仕組みが備わっている。それがＧＡＢＡ介在ニューロンで、錐体細胞の興奮が高まると、ＧＡＢＡ介在ニューロンの興奮も高まって、抑制性の伝達物質ＧＡＢＡを放出し、興奮を抑える。ＧＡＢＡ介在ニューロンは、ターゲットとなる錐体細胞に直接結合して抑えようとするが、ターゲットとなる錐体細胞に興奮性入力を送り込んでいる神経ファイバーの端末にも結合し、興奮性の伝達物質が放出されるのを水際で抑える。この水際戦略を、前シナプス抑制と呼び、ターゲットの錐体細胞に作用する後シナプス抑制と区別する。

前シナプス抑制は少し遅れてはじまり、長く続く。プレパルス抑制は、前シナプス抑制により、二度目の刺激に対する反応が抑えられることによって起きると考えられている。つまり、プレパルス抑制の欠如は、前シナプス抑制が弱いことを示している。そのため刺激に慣れにくく、驚愕反応が起きやすいと考えられる。

前シナプス抑制は、過剰反応を抑えるというだけではない。過剰反応を抑えることによって、より精緻で微細な制御が可能となるのである。というのも、過剰反応が起きやすい状態では、似たような刺激が入ってきただけで、興奮を起こしてしまい、細かい区別や見きわめが困難になってしまう。枯れ尾花を見ただけで、「幽霊だ!」と反応してしまう。つまり、過剰な連想や誤認が起こりやすくなる。海馬のCA3における前シナプス抑制の欠如は、纏まりを欠いた緩い論理や、仮想とリアルを混同した緩い現実認識の原因ともなると考えられる。

先ほど注意障害のところで述べたように、過敏になるあまり、分類精度の低下が起きるのである。妄想的な認知や連合弛緩のような緩い思考にも、海馬の前シナプス抑制の弱さが関与している可能性がある。このように、統合失調症の症状を理解する上で、前シナプス抑制の欠如によるCA3の過剰な興奮というメカニズムは、大変有用なのである。

ちなみに、CA3に入ってきた入力は、同じ海馬のCA1という領域に伝達される。何度かCA1への入力信号が繰り返されると、CA1は、大きくかつ長く持続する反応(長期促進)を起こし、これが学習(長期記憶)のベースとなる。

ニコチン依存が多い理由

統合失調症の患者さんには、ヘビースモーカーの人が多い。統合失調症をわずらいながら、ノーベル経済学賞を受賞したジョン・ナッシュも、ヘビースモーカーだった。

統合失調症があると、ニコチン依存になりやすいことが知られている。その理由は意外にも、ここでお話ししている認知機能障害と関係がある。

タバコの煙が肺に吸い込まれると、一瞬のうちにニコチンは血流にのって脳にたどりつく。そして、神経細胞の表面にあるニコチン受容体に結合する。このうち、特にニコチンと結合しやすいのは、α4と呼ばれるタイプである。低濃度のニコチンでは、主にこちらに作用し、ドーパミンなどの伝達物質を放出させる。コカインや覚せい剤に似た作用が、軽度ながらあるのだ。タバコを吸ったとき、爽快感とともに、頭が冴えるように感じ、集中力が高まるのは、この働きによる。

だが、その効果はまったく一時的なものである。ニコチン受容体は、すぐに脱感作（感受性を失い反応しなくなること）してしまい、反応しなくなるのだ。しかし、さらに高濃度のニコチンを摂取すると、別の作用がある。高濃度のニコチンは、先ほど触れた海馬の介在ニューロンの表面にあるα7受容体に結合し、ＧＡＢＡを放出させる。それによって、海馬の錐体細胞の興奮を鎮めてくれるのである。

思考の纏まりがよくなったり、幻聴が減ることもある。統合失調症の患者は、自己治癒のために、高濃度のニコチンを求めてしまうのである。

また、先ほど述べたドーパミンの放出を増やす作用は、薬の効果を打ち消し、錐体外路症状などの副作用を和らげる。さらにニコチンには、抗精神病薬の代謝（分解）を活発にする作用があり、これも抗精神病薬の効果を緩和する方向に働く。こうしたニコチンの作用を求めて、無意識のうちにタバコを手に取ってしまうのだと考えられる。実際、抗精神病薬をたくさん服用している人ほど、ニコチンを多く取る傾向がみられる。

「タバコばっかり吸って」と家族から白眼視され、肩身の狭い思いをしている患者さんも多いのだが、こうした原因が背景にあることも、理解しておく必要がある。

現在、ニコチンのように効果がすぐ薄れることなく、また有害な副作用もないニコチン受容体の刺激剤の開発が進められている。

心の理論の障害

心の理論とは、他人の行動を心というものの存在を仮定することで理解する能力のことで、相手の感情や意図を推測する能力でもある。心の理論は、表情の認知などと並んで、社会的認知機能の中核的な能力の一つだといえる。

もともと、心の理論は自閉症との関係で論じられてきた。バロン・コーエンは、自閉症の根本的な障害は、心の理論の発達の遅れにあるという「心の理論」仮説を提唱し、その影響もあって、心の理論の発達の遅れは、自閉症に特徴的なものと考えられてきた。近年、統合失調症でも、心の理論の障害が認められることに関心が高まり、次々と論文も出ている。

それらの研究から明らかとなったことの一つは、統合失調症での心の理論の障害が、陽性症状の活発な時期だけでなく、すっかり症状が改善した寛解期においても、程度は軽くなるものの認められるということである。

統合失調症の人は、相手の気持ちや意図を間違って推測してしまいやすい。被害妄想や関係妄想といったものは、まさに心の理論がうまく働かないことによるといえる。

元来、アスペルガー症候群などの広汎性発達障害（自閉症スペクトラム）があると、統合失調症を発症するリスクを高めるとされるが、過敏性とともに心の理論の障害が、発症の危険を高める要因になっているのかもしれない。

「病識」がないとは限らない

統合失調症などの精神病でしばしば問題になり、治療を困難にするのは、病気であるという自覚、つまり「病識」がないということである。ただ、必ずしも病識がないわけではない。かつては、統合失調症とは病識のない病気というように、否定的にみられた時代もあったが、むしろ、統合失調症は脳に重篤な機能障害が起きているにもかかわらず、自らに起きている異常な事態を認識できる特異な疾患だと考える専門家もいる。

患者はある時期、その異常な状況を何とかしようと、助けを求めることが知られている。何か異変が起きていることを、本人も感じているのである。その異変が世界認識という根源的な部分で起きているため、自分がというよりも、世界が変わったと感じられてしまうのだが、それでも人間の脳は、その異変を察知し、自分の認識能力の何かがおかしいと洞察しうるのだ。

その時期を過ぎてしまい、病的な現象がその人に同化してしまうと、「症状」を手放すことが難しくなり、病識をもつことが困難になってくる。しかし、何年もそうした状態に陥っていても、自分に起きたことを認識できる場合もある。病の破壊力の激しさにも増して、人間精神の強靱な復元力を感じる。

病識があることはいい徴候だが、病識があるからといって、統合失調症ではないとは言えない。ただ言えることは、病識が少しでもあるときが治療のチャンスだということだ。病気の進行とともに、かすかにあった病識が失われてしまうことも多いからだ。

ある三十代の男性患者は、十年ほど前に幻聴などの症状がはじまったとき、インターネットや本で調べて、自分が統合失調症に罹患しているのではないかと思い、自ら病院を受診して、薬をもらうようになった。いろいろな種類の薬を投与されたが、症状はある程度落ち着くものの、幻聴が完全に取れることはなかった。あるときその男性は、こんなに薬をのんでも幻聴が改善しないのは、この症状が病気ではないからではないかと思いつき、薬をのむのも止めてしまった。その結果、幻聴はますますひどくなり、外にも出られず、不安定になって、入院が必要な状態になってしまった。

統合失調症の論理学

統合失調症にみられる思考障害を、形式論理の障害として捉えようとする研究も数多くなされてきた。統合失調症の纏まりを欠いた支離滅裂な言語は、一つの話題から無関係な話題に、話が飛ぶことによって起きる。論理的な筋道を作り上げ、それに従って言葉と言葉を、文と文を、つなぎ合わせることに失敗すると、意味をたどりにくい発言になってしまう。

まったく論理的つながりを欠いた支離滅裂な言語でなくても、形式論理の破綻は非現実的な思考を生み出してしまう。

通常、一つの文は、論理学的には命題A→B（AならばBである）として示すことができる。それは、もう少し細かく見ると、∀A→Bと、∃A→Bの二通りの形式に分けることができる。∀A→Bは「すべてのAはBである」ということを意味し、∃A→Bは「Aの中にはBであるものが存在する」という意味である。

A→B（AならばBである）といっても、そのどちらであるかによって、まったく意味が違うことになる。

たとえば、「黒い服を着た人の中には、諜報機関のスパイがいる」という命題と、「黒い服を着た人は、すべてスパイである」という命題では、その意味の違いははてしなく大きい。ところが統合失調症では、∀A→Bと∃A→Bが混同されてしまう。どちらも、A→Bとして同じとみなしてしまう。そうした思考の結果、黒い服を着た人を見ると、自分を監視しているスパイだと確信するということも起きる。

ある妄想型統合失調症の男性の場合、似ている顔の人を見ると同一人物とみなした。似ている存在が同一の存在になってしまう認知は、統合失調症ではときどきみられるものである。新聞に父親に似た経団連会長の顔写真が載っていて、それが怒っているように見えた。そのことから、彼は父親が怒っていると受け取ってしまう。テレビの時代劇に、父親に似た俳優が出て、よい役で活躍をしていた。最近父親の機嫌がいいのは、そのせいだと思う。

この場合も、「父親に似た人の中には、父親本人がいる」という命題と「父親に似た人は、父親本人である」という命題の混同が起きている。

似ているからといって同一とは限らないのだが、似ているものがいつの間にか、同一と混同される。

医師や看護師が、自分の知っている人と少し似ているだけで、その人本人だと思い込んでしまうといったことは、しばしば経験する。

「AならばBである」（A→B）が成り立つためには、図のような包含関係（B⊃A）でなければならない。ところが、その逆の関係でしかない場合にも、AならばBであるという論理を当てはめてしまう。たとえば、一人の人間にはたくさんの属性があり、そのすべてが一致して初めて、同一人物とみなせるのだが、一つか二つの属性（顔立ちが似ている、年格好や性別が同じ）だけで、同一であるとみなしてしまう。

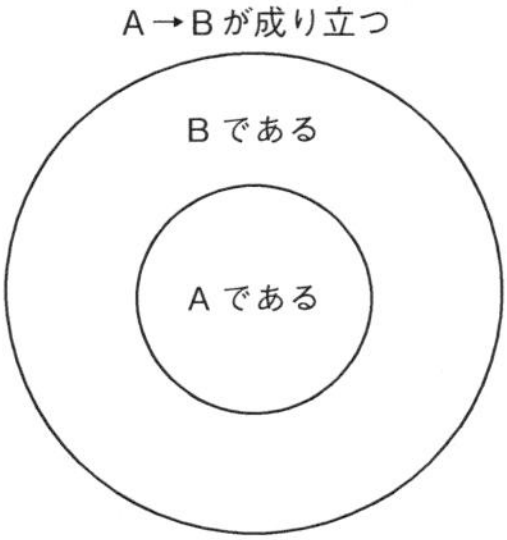

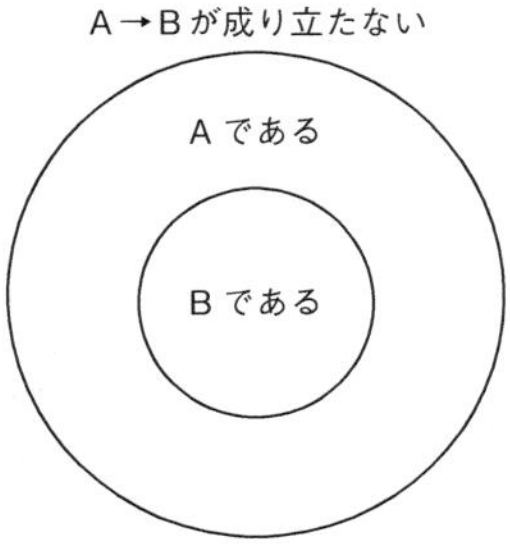

妄想的な考えが形成されるプロセスには、こうした形式論理の障害が認められる。

偽者の両親

ある男性患者は、両親が偽者だと繰り返し主張した。医者の父親と、生真面目な母親の両親は、本人が二十代のはじめに発病したとき、ひどくショックを受けた。しかも、男性患者は幻覚妄想状態で、死のうとして部屋に火をつけ、顔や体に大やけどを負ってしまったのだ。何度もの植皮手術によってもケロイドが残った。息子を襲ったあまりの悲劇に、両親は二重の落胆を覚えたのである。

男性患者が、両親は偽者だという妄想を語りはじめたのは、やけどから回復した頃からである。かなりの年月がたってから、彼は自分の思考過程を振り返って、次のように話した。自分が大やけどをして入院したとき、両親はとても冷淡だった。自分を見る目が他人のように冷ややかで、面会にもあまり来なかった。自分がこんな苦しい思いをしているのに、そんなふうに冷たくしていられるのは、本当の親ではないからだと思うようになった、と。

両親が偽者だという妄想は、悪化する度に何度も現れた。回復しても、両親に対する関係は冷ややかで、少し緊張感を孕んだものだった。偽者の親だという妄想が薄らぎはじめたのは、父親が亡くなった直後からだ。母親も亡くなった後、本人はとても安定した状態となった。

親を替え玉だとして否認する妄想は、よくみられるものである。最初に報告した医者の名前を取って、カプグラ症候群と呼ぶこともある。

このケースの場合も、妄想形成において、形式論理の破綻が認められる。

彼の論理は、次のような三段論法だといえる。

大前提：親ならば、子どもが困っているときには優しくする。
小前提：うちの親は、子どもが困っているときに冷たかった。
結論：うちの親は、本当の親ではない。

ここでも、$\forall A \rightarrow B$と$\exists A \rightarrow B$が混同されている。

本来ならば、「中には、子どもに優しくない親がいる」という結論を行なうべきところを、「子どもに優しくない親は、すべて本当の親ではない」という誤った推論に陥った挙げ句、「うちの親は、本当の親ではない」という短絡的な結論に至ってしまったのだ。

しかし、形式論理が間違った結論を導き出したとしても、健康な状態であれば、間違った形式論理の結論を鵜呑みにしてしまうことはない。ところが統合失調症では、そういうことが比較的容易に起きてしまう。そこには、もう一つの落とし穴がある。

シニフィアンとシニフィエの混同

妄想的考えが形成されるプロセスにおいて、形式論理の破綻とともに、それに劣らず一役買っているのは、シニフィアンとシニフィエを混同してしまうという錯誤である。

シニフィアンとは、言葉や記号などの表象のことである。それに対して、シニフィエとは言葉や記号によって表された、意味内容のことである。たとえば、「月」という言葉はシニフィアンであり、その言葉が指し示す意味内容、つまり空（宇宙）に浮かぶ物体がシニフィエである。「私は財布に五〇〇〇円もっている」というセンテンスは、シニフィアンであり、それが意味する事実はシニフィエである。シニフィアンとシニフィエは対応関係にあり、われわれの思考の中では同価に扱われることも多いが、厳密には両者は別ものである。

ところが統合失調症の人では、両者がしばしば混同されるのである。

ある男性患者が、一兆円の預金があるはずなので一億円ほど下ろしたいと銀行に電話をかけた。そんな預金はないと言われたが、そんなはずはないとしつこく電話をかけ続けた。銀行から苦情がきて、開放病棟にいた患者は閉鎖病棟に移された。ところがある日、男性が新聞を見ると、その銀行が全面広告を出していた。その広告は、他行との合併を知らせるためのものだったが、男性は、この広告は、銀行が自分に謝罪するためのものだと解釈し、喜び勇んで報告にきたのだった。

妄想的な解釈が行なわれる場合、客観的な事実は無視され、自分の期待（逆に、恐れの場合もある）という主観的な事実が、そのまま客観的な事実にすり替えられる。自分が重要人物でありたいという願望を抱く人は、自分は重要人物なので、政府が自分の口座に大金を振り込んでくれていると信じる。みんなからの攻撃や非難を恐れる人は、みんなが私を攻撃し、非難していると信じる。

自分の考えや言葉で表された表象が、事実とは違うということが理解できなくなる。シニフイアンとシニフィエを混同してしまうのである。

その同じ患者は、自分が述べる妄想的発言が、カルテにちゃんと記載されるかどうかをとても気にした。「ちゃんと書いてください」と、よく念を押した。彼によると、カルテに文字として書かれることによって、彼の話したことは、事実として裏書きされるのだというのである。そのカルテをもってテレビに出れば、自分の言っていることが事実であると、誰もが認めてくれるだろうと、目を輝かすのだ。

彼の思考では、カルテという公文書に、「○○銀行に、一兆円寄付した」といった自分の発言が記載されることは、事実として認定されることにほかならないのだ。

リアルと仮想の区別が曖昧

シニフィアンとシニフィエの混同という事態は、言い方をかえれば、リアルと仮想の区別が困難であるということだ。実際の現実と、自分の思考や空想の産物が、同じ次元で感じられてしまうのである。

フリードマンは、その状況をチューリング・マシーンの状況になぞらえる。数学者のアラン・チューリングは、人はコンピュータと人間を、質問するだけで区別することは可能かという問題を提起した。区別が困難な理論上のコンピュータは、チューリング・マシーンと呼ばれる。

どんな質問にも、完璧に人間を演じきることができる高度なコンピュータが出現したとき、人間の精神は、存在論的な危機に直面する。そうなったとき、人間だと信じて対話し、愛情さえ感じていた相手が、ただのプログラムかもしれないのである。いや、それどころか自分自身さえも仮想の産物にすぎないのかもしれない。

チューリング・マシーンにおいては、もはや仮想とリアルの区別はない。人間の心さえも、精巧な仮想によって、完全に模倣することができるからである。逆にいえば、リアルにも、かつて感じられたような現実感はない。リアルも仮想じみて感じられる世界である。

統合失調症の人が描いた機械仕掛けの人間の絵をご覧になったことがあるだろう。その不気味さは、チューリング・マシーンの無機質な恐怖に似ている。

幻聴にしろ妄想にしろ、統合失調症の人は、頭の中で生じた産物にすぎない仮想をリアルだとみなしてしまう。同時に、現実に対する態度はどこか現実感を欠いている。

その根底には、何があるのだろうか。数年前に、ある興味深い研究が、イギリスの研究グループによって行なわれた。ディスプレイ画面上で、チェスの対戦をしてもらい、そのときの脳の活動を機能的MRIで測定したのである。

その際、相手にしているのが人間だと教えられたときと、コンピュータだと教えられたときとで、脳の活動を比べると、明らかに違いがあったのだ。相手が人間だと思っているときだけ、前部傍帯状皮質と呼ばれる領域が、活発に働いていたのである。

この領域は、相手の心を読み取る働きに関係があるとされる。つまり、先に述べた「心の理論」と関係が深い領域なのである。

つまり、心の理論の能力は、相手が現実の人間であるか、機械が生み出した仮想であるかを区別する能力でもあるのだ。いや、それは単に区別するというだけでなく、現実の人間というリアルなイメージを創り出す能力そのものである。統合失調症でみられる心の理論の障害と、リアルと仮想の混同は、根源的には同一の障害に由来するのかもしれない。

第五章

統合失調症の神経メカニズムと原因

発症を決めるのは遺伝か環境か?

統合失調症に遺伝的要因が関与しているということは、クレペリンの時代から知られてきた。実際、近親者に統合失調症の人がいることは、統合失調症を発症するリスクを高める。しかし、近親者にまったく統合失調症の人がいないケースのほうが多いのも事実で、三分の二以上に達する。そのため、お子さんが統合失調症だと診断されても、「うちの家系には、そういう人はいなかった。何かの間違いではないか」と、なかなか納得がいかないという顔をされることは少なくない。

なぜ、こうしたことが起きるのだろうか。

その問題を解く手がかりを最初に提供したのは、双生児研究である。一卵性双生児のうちの一人が統合失調症を発症した場合、もう一人も統合失調症を発症している割合(一致率)は、五〇パーセントである。一般人口の有病率が、一パーセント弱であることを考えると、この結果は、遺伝的要因の関与が強いことを示しているが、同時に、遺伝的要因がすべてではないことを示していた。受精卵の段階で、一〇〇パーセント同じ遺伝子をもっていても、発症するかしないかは半分半分であり、その後の環境によって大きく左右されるのである。

さらに、もう一つ重要だったのは、二卵性双生児での一致率が約一〇パーセントにとどまったことである。二卵性双生児は、一般の兄弟と同じように、半分ずつの遺伝子を共有する。もし統合失調症が、一つだけの遺伝子変異で起きるものならば、一致率は、五〇パーセントの半分の二五パーセント程度になるはずである。だが、実際にはずっと低かったのである。これは何を意味しているのだろうか。その答えが、先ほどの親御さんの疑問に対する答えでもある。

多くの人が統合失調症の遺伝子変異をもっている

実は、こういうことが起きるのは、統合失調症の原因となる遺伝子が一つではなく、二つ以上関与しているということなのである。

たとえば、どちらかの親が二本鎖のDNAの一方に、統合失調症に関連した遺伝子変異をもっているとしよう。子どもは、半分の遺伝子を父親から、半分の遺伝子を母親からもらう。したがって、ある遺伝子変異が、子どもに受け継がれる確率は、二分の一である。つまり、一つの遺伝子変異だけで発症するのならば、兄弟の一人が統合失調症だった場合、別の兄弟が発症する割合は、遺伝的要因の二分の一に、環境的要因の影響による約二分の一をかけて、概ね四分の一の二五パーセントということになる。ところが、統合失調症の発症には、別の二つの遺伝子変異が必要だった場合には、もう一つの遺伝子変異も、親から受け継ぐ必要があり、その確率は、コインを二枚投げて、二枚とも裏が出る確率と同じで、四分の一になる。それに環境的要因の影響二分の一をかけると、八分の一、つまり一二・五パーセントとなって、実際に観測された値にほぼ近づく。

発症に関与する遺伝子の数が増えるほど、一卵性双生児に比べて、二卵性双生児や兄弟での一致率は大幅に低下する。大ざっぱに推測して、統合失調症は、平均二個強の遺伝子変異が関与する多因子遺伝と考えられるのである。

その後の研究でわかってきたことは、個々の遺伝子変異は多岐にわたっており、しかも、それらの遺伝子変異は、特別なものというよりも多くの人がもち、人類の多様な個性や特性を生み出すのに役立っている、ごく普通のバリエーションにすぎないということである。その遺伝子変異をもっていても、統合失調症になることはむしろ稀であり、そうした遺伝子変異がいくつか組み合わさったときに、初めて発症しやすくなるという性格のものなのである。

単純に、統合失調症が発症するためには、二つの遺伝子変異をもつ必要があると仮定した場合、一般人口の有病率が一パーセントとなるためには、一つ以上の遺伝子変異をもつ人の割合は、全人口の三〇パーセントに上ると推測される（Freedman, 2010）。発症にもっと多くの遺伝子変異が必要であれば、大部分の人が、何らかの遺伝子変異をもっているということになる。ただ、そのことを知らないだけなのである。

このように、統合失調症はたとえ発症していなくても、まったく無縁とは言えない、実はとても身近な疾患なのである。

社会的無快感症とＤＩＳＣ１遺伝子

先にも述べたように、統合失調症に典型的な病前性格として、クレッチマーのシゾイド気質がよく知られている。シゾイドは人づき合いを好まず、孤独な生き方を好む、生まれもった気質である。

　こうした気質が神経系のいかなる発達と関係し、また、なぜ統合失調症の病前性格として、しばしばみられるのかという疑問に、最近一つの答えが与えられた。

　一九九〇年に、統合失調症や気分障害（うつ病や躁うつ病）などを多発していたスコットランドのある大家族から、ＤＩＳＣ１《ディスク・ワン》（Disrupted in Schizophrenia 1）と呼ばれる遺伝子変異がみつかった。この遺伝子変異は、一番染色体と一一番染色体の間で、転座（染色体が、分離するときに、入れ替わってしまう現象）が起きたことによるものである。転座によって、一番染色体に、もともとあった遺伝子が壊れてしまったのだ。この転座は、精神疾患に罹患するリスクを五〇倍以上に高めてしまうとされた。

　このＤＩＳＣ１遺伝子は、神経発達において不可欠な役割を果たしており、それがうまく働かないと、発達が障害されてしまうのである。

その後、DISC1遺伝子に関連した遺伝子変異が何種類かみつかったが、これらの変異を有する人には、対人的な交流に喜びを感じない「社会的無快感症」の傾向がみられることもわかったのだ。

DISC1遺伝子変異は、統合失調症の陰性症状との関係が深いが、社会的無快感症のために、人と交わることにあまり喜びを感じず、自閉的な生活を好む傾向と関連していると考えられる。

DISC1遺伝子は、胎生期からはじまる神経発達において、きわめて重要な役割を果たし、自閉症や自閉症スペクトラムとも関連することがわかってきている。また、DISC1遺伝子は、成長した後の神経新生、ことに興奮性の入力を受け取るもっとも鋭敏な部位である、樹状突起のスパイン(棘のように尖った部位)の形成にかかわっている。スパインの形成がうまくいかなければ、情報を処理する能力、認知機能に支障が生じることになる。統合失調症の人の死後脳の研究により、統合失調症では、大脳皮質の錐体細胞でスパインが減っているが、DISC1遺伝子の変異は、その点を説明することもできる。

DISC1遺伝子に関連した神経発達の障害が、統合失調症だけでなく、より広範囲にみられる自閉的な傾向や認知機能障害の背景にあると考えられる。

もちろん、DISC1遺伝子の変異は、たくさんある変異の一つにすぎず、DISC1遺伝子に関連した変異をもっていたからといって、統合失調症になるわけでもない。ただリスクを高めるだけである。

統合失調症は単一疾患ではない

このように、統合失調症は、一つの原因で起きる単一の疾患ではなく、症候群である。したがって、その原因や発病メカニズムにも、さまざまなバリエーションがある。ある特定の遺伝子変異について見れば、それが認められる場合もあれば、認められない場合もある。

ＤＩＳＣ１遺伝子変異のように、強い関連が認められる変異はむしろ稀である。多くの遺伝子変異は、もっとソフトな影響を及ぼすにすぎない。

たとえばアイスランドで、統合失調症の多発する家系の遺伝子を解析した結果、ニューレグリン－１遺伝子の変異がみつかった。ニューレグリン－１遺伝子は、シナプスやグリアの発達に不可欠なタンパク質をコードしている。この遺伝子変異をもつのは、統合失調症の患者全体の一五パーセントであるが、この遺伝子変異によって、統合失調症にかかる危険度はわずかに二〜四パーセント増加するにすぎない。当初は、統合失調症の遺伝子マーカーとして有望視されたが、追試が進むにつれて関連を認めないという結果が相次いでいる。これは、多因子遺伝という特性から、むしろ普通の成り行きなのである。

二二番染色体にあるＰＲＯＤＨ２／ＤＧＣＲ６遺伝子の異常は、十三歳までに発症する早発性統合失調症と関係するとされ、注目された。

また、カナダでみつかったのは、Ｎｏｇｏ遺伝子と呼ばれ、両親のどちらからもこの遺伝子をもらうと、発症の危険が高くなる。Ｎｏｇｏ遺伝子をもつ人は、患者全体のおよそ二〇パーセントである。

それ以外にも、ドーパミンＤ２受容体のタンパク質の変異や、カルシニューリンの遺伝子変異など、多様な遺伝子変異がみつかっている。

環境的要因の重要性

このように、一つの遺伝子変異があったからといっても、発症することよりも発症しないことのほうが、ずっと多いのである。いくつか不利な遺伝子が重なっている場合でも、発症するとは限らない。そこに最後の引き金を引く環境的要因が加わらなければ、一生無事に過ごすということも多いのだ。

遺伝的要因と環境的要因の、発症にかかわる割合はどれくらいなのだろうか。

先にも述べたが、一卵性双生児での一致率が五〇パーセントという結果から、遺伝的要因が発症に関与する割合を示す遺伝率は八一パーセントと推測されている。双生児研究では遺伝率が高めに出るとも言われていて、実際、七〇〇万人以上の人が登録されているスウェーデンのデータベースを用いて行なわれた推計では、遺伝率は六四・三パーセントにとどまった。

つまり、環境要因は従来考えられていたよりも、大きな役割を果たしている可能性が出てきたのである。環境要因の中では家庭環境の関与がもっとも大きく、発症に関与する割合は一〇パーセント程度とされる。それ以外のリスク要因として、胎児期、周産期の合併症、神経発達に影響を与える物質への暴露、ずっと大きくなってからの問題では、薬物乱用が挙げられる。

多くの人は、危険な要因を多少抱えていても、ただ知らないで過ごしている。しかし、いつ自分が病気の当事者や近親者にならないとも限らないのである。遠いようで近い疾患なのである。

「脆弱性―ストレスモデル」から「エピジェネティクス」へ

このように、遺伝子に原因があるといっても、変異の種類やその組み合わせはさまざまである。胎児期に合併症があり、神経発達のトラブルが疑われるケースもあれば、そうしたトラブルがまったく見当たらない場合もある。トラブルの種類もいろいろである。

発症の前後に、深刻な心理社会的なストレスが認められる場合もあれば、特別なストレス要因が見当たらない場合もある。家庭環境が劣悪なケースもあれば、平均よりずっと恵まれている場合もある。

遺伝的要因を含む生物学的要因と、心理社会的要因を含む環境的要因の両者が、複雑に絡み合う中で、発症したりしなかったりする。

こうした遺伝的要因と環境的要因の相互作用を説明する理論として、よく用いられるのは、「脆弱性ーストレスモデル」である。発病しやすい体質に、環境からのストレスが加わることによって、発症に至るというものである。最近では、環境的要因が遺伝子の発現自体を変えてしまうということがわかり、そうした理論は「エピジェネティクス」と呼ばれている。

発病しやすい素因としては、遺伝的要因だけでなく、発達や成長の過程で蒙《こうむ》ったストレスや外傷、薬物乱用などの後天的要因も関係する。たとえば、中国で行なわれた研究によると、飢餓の年に生まれた子どもでは、統合失調症にかかるリスクは、通常の二倍であったという。

妊娠中の栄養が関与することについては、二〇〇七年理化学研究所が、興味深い報告を行なった。胎児期に、不飽和脂肪酸の摂取バランスが悪いと、統合失調症を発症するリスクが高まるというのだ。不飽和脂肪酸には、DHAを代表とするオメガ3脂肪酸と、アラキドン酸を代表とするオメガ6脂肪酸があるが、両者のバランスが重要だとする。

また、カリフォルニア州で行なわれた調査によると、胎児期に高容量の鉛の暴露を受けた人でも、発症リスクが二倍になった。妊娠初期に鎮痛剤を服用した場合、その危険は五倍近くになる。

覚醒剤やマリファナなどの薬物乱用は、将来、統合失調症を発症するリスクを大幅に高めてしまう。

また、心理社会的ストレスとともに、感染や身体疾患など生物学的なストレスも、引き金を引くことがある。

つまり、発病しやすい素因が強ければ、些細なストレスでも発症することがあるし、そうした素因がわずかしかなければ、強いストレスがかかっても発病しにくい。ただし、その素因も、遺伝的にすべて決定されるのではなく、発達段階やこれまでの人生で受けた後天的な要因によっても形成されたものなのである。

冬から早春生まれの人に多い

統合失調症の人は、一月から四月の、冬から早春に生まれた人に多いことが知られている。逆に、南半球では、七月から九月生まれの人に多い。この事実は、統合失調症の原因と何か関係があるのではないかと考えた人も多く、さまざまな説明がなされてきたが、そのうちもっとも有力なものの一つは、ウイルス感染説である。

母親の胎内にいるときに、母親がインフルエンザなどに感染することで、神経系の発達が障害されて脆弱性を抱え、発症しやすくなるのではないかというのである。実際、妊娠中にA型インフルエンザに感染したとき、発症リスクが高まるとの報告がある。最近の研究でも、妊娠初期に母親がインフルエンザに感染すると、生まれた子どもが統合失調症にかかる危険は七倍になると報告されている。

もっとも、夏生まれの人にも、統合失調症を発症する人はたくさんいる。最近の報告によると、陰性症状を症状の中心とする統合失調症は、夏生まれの人に多いという結果が示されている。

ウイルス感染が関与しているケースは、ほかにも知られている。二〇〇一年、ジョンズ・ホプキンス大学小児医療センターの研究チームは、一部の統合失調症の原因が、Wレトロウイルスの感染によるとする研究結果を発表した。患者の脳脊髄液を調べると、急性期の患者の三〇パーセントから、感染を示すRNAが認められたが、対照とした他の患者や健常者からは、一例も認められなかったという。

ただし、ウイルス感染説は、多様な原因の一つを説明するにすぎない。

脳の構造や機能の異変

CTやMRIなどで統合失調症の人の脳を調べると、特に解体型の人では、側脳室や第三脳室が拡大し、前頭葉や側頭葉の大脳皮質が萎縮を起こしている。前頭葉の体積減少は約六割の患者に、側頭葉の体積減少は約八割の患者に認められ、上側頭回の減少はほぼ全例で観察されている。

上側頭回は、視線の向きを変えたり、相手の視線の方向を感じ取ったり、動作の意図を読み取ったりすることに関係している。統合失調症では眼球運動が乏しく、拙劣で、視野が狭くなり、全体が見えていなかったり、移動する点をスムーズに追えなかったりすることが知られているが、そうした機能上の問題と関係していると考えられる。

最近では、海馬にも萎縮があることがわかり、注目されている。海馬は学習や記憶の中枢であるが、先にみたように、情報のフィルタリングや統合機能にも関与している。

また、PETなどで脳の血流を調べると、海馬や前部帯状回で、代謝が低下していることが認められた。陰性症状の強いケースでは、より広範囲に代謝の低下が認められた。機能的MRIを用いた最近の研究では、背外側前頭前野の血流量が低下していることが認められている。この領域は、ワーキングメモリーや実行機能と関係が深い。

萎縮や代謝の低下は、認知機能障害や陰性症状と関係していると考えられる。

近年、DTI（拡散テンソルイメージング）という手法により、大脳白質の神経繊維の走行を調べることができるようになり、神経繊維がどれくらいきちんと走行しているかを測定することができるようになった。

これまでの研究で、統合失調症では、神経繊維の走行の乱れの増加が認められている。しかし、これは、統合失調症にだけ特異的にみられるものではなく、双極性障害やＡＤＨＤ（注意欠陥／多動性障害）でも報告されている。統合失調症の原因というよりも、もっと広くみられる神経系の発達上のトラブルを反映したもので、さまざまな精神障害になるリスクを高めているのかもしれない。これは、次の項目で述べる「神経発達障害仮説」を支持するデータだといえる。

神経発達障害仮説

胎生期のインフルエンザ感染や、脳の構造的な異変が発達早期からはじまったものと考えられることなどから、統合失調症は、胎生期から出生後間もない時期において、神経系が何らかのダメージを受けたり、遺伝子の異常から、発達の過程に問題が生じて、本来の発達をうまく遂げられなかったことに原因があるのではないのかという仮説が登場した。遺伝子異常などの遺伝的要因も、ウイルス感染や出産時の外傷といった環境的要因も、どちらも神経発達に関与し、神経発達の障害を引き起こしうる。

発達が統合失調症の発症に関係しているのであれば、子ども時代に、すでに何らかの徴候が認められるはずである。それを裏づけるべくアメリカやヨーロッパで、子ども時代から、統合失調症が発症する年代までを追跡した調査が行なわれた。そのうち、もっとも大規模なものがアメリカで行なわれた。一九五九年から一九六六年に生まれた子ども五万五〇〇〇人を対象にしたコホート研究で、その結果、後に統合失調症を発症した人のうち約三割の人に、子ども時代から特徴的な傾向が認められたが、残りの七割には特段変わった点は認められなかった。

約三割の人に認められた特徴は、次のようなものである（誤解のないようにつけ加えれば、これらの特徴があるからといって、統合失調症になるわけではない。リスクに関係するだけである）。

①発達の遅れ（歩行、言葉の遅れ）
②言語や話し言葉の問題
③協調運動が苦手（体育や運動が苦手、手先が不器用）
④成績が悪い
⑤社会的スキルが低く、交友が乏しい

これらは、今日、発達障害として捉えられているものの特徴とも重なる。実際、筆者の経験でも、統合失調症として診断されている人の四分の一〜三分の一には、発達障害やその傾向が認められる。統合失調症の一部に、発達障害をベースに発展したものがあることは間違いない。発達障害の子どもの場合は、集団適応の悪さから、いじめをはじめ不遇な環境ストレスを受けやすく、脆弱で過敏な神経を、さらに痛めつけてしまいやすいのだろう。発達障害を抱えた子どもには、統合失調症になるリスクを避けるためにも、その子の特性を理解した、温かい見守りと育みが求められる。

しかし、同時に統合失調症の多くでは、発達の問題がみられなかったことも、強調しておく必要がある。それまで、まったく問題なく成長を遂げていた若者が罹患するのである。

靴紐が結べなくなった子

〝Surviving Schizophrenia〟には、印象的なケースが記されている。一卵性双生児の兄弟がいた。四歳のときに、二人とも靴の紐を結ぶことができた。ところが、一年後、一人の子は、できていたはずの靴紐結びができなくなった。それから二十年以上経って、その子だけが統合失調症を発症した。片方だけが統合失調症になった一卵性双生児の兄弟二七組のうち、七組は、五歳までの段階で、発達に顕著な差がみられたという。

ドーパミン仮説とその限界

第二章で、幻覚妄想に効果がある薬として登場したクロルプロマジンは、統合失調症の治療を大きく変えたことを述べた。その後、クロルプロマジンの効果は、ドーパミンＤ２受容体を遮断する作用によることが判明し、統合失調症はドーパミンの過剰によって起きるというドーパミン仮説が提起された。ドーパミンＤ２受容体を遮断する効果の強い薬剤が次々と作られた。その中で、もっとも治療効果を認められた薬がハロペリドールで、クロルプロマジンとともに今日も使われている。

ただ、これらの薬は、手の震えや前屈み歩行といったパーキンソン病に似た症状をはじめ、口渇や便秘、排尿障害、眠気、疲れやすさなどの副作用を生じやすく、症状がよくなっても、日常生活での支障が大きかったのである。副作用を抑えるために副作用止めの薬をのみ、またその副作用が生じるということも多かった。

こうした状況が三十年以上も続いたのである。その間、「ドーパミン仮説」は、もっとも有力な仮説であった。

ドーパミン受容体には、Ｄ１からＤ５までの五つのタイプがある。それぞれの受容体は、タイプによって働きが異なる。Ｄ２受容体やＤ３、Ｄ４受容体は、統合失調症の陽性症状と関係が深いのに対して、Ｄ１受容体やＤ５受容体は意欲や学習と関係が深く、陰性症状や認知機能障害と関係している。Ｄ１受容体は、前頭前野にも多く分布するが、Ｄ２受容体は、大脳皮質よりも線状体などの大脳基底核に多く分布する。また、前部帯状回などの大脳辺縁系にも、比較的多く分布する。線状体も前部帯状回も、報酬系つまり快を求め、不快を避ける仕組みと関係が深い。

ドーパミン仮説では、ドーパミンの過剰により陽性症状（幻覚、妄想、緊張病性症状、解体症状）が引き起こされるとともに、過剰なドーパミンに曝され続けた受容体は、ダウンレギュレーション（受容体の数を減らして、反応を抑えること）を起こして、ドーパミンに反応しなくなったり、過剰な興奮によって神経細胞がダメージを受けることで、反応低下や機能低下を起こし、陰性症状や認知機能障害を生じると考える。D1、D5受容体のダウンレギュレーションが、その本態であると推測されている。

実際、D2受容体を遮断する薬剤が、陽性症状の改善に効果がある一方で、覚醒剤やコカインのようなドーパミン神経系の働きを活発にする薬剤は、幻覚妄想を悪化させる。また、統合失調症の急性期においては、血液中にホモバニリン酸と呼ばれるドーパミンの代謝産物が増加することから、急性期には、ドーパミンの放出増加が起きていると考えられる。また、ホモバニリン酸が増えているケースほど陽性症状が激しく、同時に、抗精神病薬がよく効くのである。

ただし混乱もみられた。それは受容体の数をめぐる問題である。もし統合失調症の原因が、過剰なドーパミンの放出にあるのだとすると、大量のドーパミンに曝され続けた受容体は、ダウンレギュレーションを起こして、数が減っているはずである。実際に、前頭前野のＤ１受容体は減っていた。これによって、陰性症状や認知機能障害が生じているという推測が成り立つ。

ところが、Ｄ２受容体のほうは一筋縄ではいかなかった。大脳基底核のＤ２受容体の数は、むしろ増加することが報告されたのである。そうなると、ドーパミンの過剰な放出によって統合失調症が発症するという理屈が成り立たなくなる。

しかし、この問題はやがて片がついた。未治療の患者で調べてみると、健常者と変わらなかったのである。つまり、Ｄ２受容体の増加は、Ｄ２遮断作用をもつ薬によって生じたアップレギュレーションの結果と考えられる。

さらに、未治療の患者で調べてみると、前部帯状回や視床でＤ２受容体の数が減っていることがわかった。つまり、ドーパミン放出の増加によって、ダウンレギュレーションが起きていることが裏づけられたのである。

だが、この仮説では、うまく説明できない事実がいくつかあった。

たとえばその一つは、陰性症状や認知機能障害が、しばしば陽性症状よりも先行してはじまるという事実である。Ｄ１受容体のダウンレギュレーションによって、陰性症状や認知機能の低下が起きるのであれば、陽性症状が認められないうちに、陰性症状や認知機能障害が進行しているということが説明できない。

また、ドーパミンの過剰放出が根本的な原因であるのならば、そもそも、D2受容体を遮断する薬剤が十分に効かないケースが少なからずあるのは、どうしてなのかという疑問があった。そもそもドーパミンの過剰放出は、なぜ起きるのかという根本的な疑問もある。ドーパミン仮説の欠陥を、多くの人が認めざるを得なかったのである。

クロザピンの奇跡

統合失調症の本質的な病理メカニズムが、もっとほかにあるのではないかとの思いを強めさせたのは、クロザピンという新しいタイプの治療薬による快進撃である。

大部分の抗精神病薬は、ドーパミンD2受容体を遮断する作用をもつが、クロザピンは、唯一例外的にドーパミンD2遮断作用が非常に弱いにもかかわらず、統合失調症の症状を顕著に改善する薬である。

一九六〇年代に開発されるや、この革命的な薬は、手が震えたり、体が強張ったりといった副作用を生じることなく、統合失調症の症状を劇的に改善させた。幻覚や妄想だけでなく、無気力や自閉といった陰性症状もよくなったのである。投与された患者の多くは、「元にもどった」という表現がふさわしい回復を遂げた。しかも、これまでの薬剤がまったく無効であった難治性のケースでも、顕著な改善効果が認められたのである。「奇跡の薬」が現れたと、多くの人は歓呼の声を上げた。

ところが、七〇年代になって忌まわしい副作用が報告されはじめた。無顆粒球症と呼ばれる、白血球の中でも細菌を食べる顆粒球が、極端に減ってしまう副作用により、死亡する人が相次いだのである。「奇跡の薬」は、いつ命を奪うかもしれない恐怖の薬になってしまった。さらに、膵《すい》炎や心筋炎といった副作用も報告された。

こうした重篤な副作用のため、クロザピンは日本では長く認可されなかったが、二〇〇九年七月より治療抵抗性のケースに限って使用できるようになった。アメリカでは一旦使用されなくなった後、一九八九年から再導入された。使用に際しては、毎週採血をして、万が一、血液検査で異常がみつかれば、ただちに投与を中止しなければならない。まさに命がけの治療である。それでも、この薬にすがる人が後を絶たないのは、この薬でしか改善しない症例が、現在も多数あるからであり、これらの難治性の症例がクロザピンによって改善するケースが少なくないからである。

では、クロザピンの作用とはいかなるものなのだろうか。セロトニン2A受容体及び、ドーパミンD1、D3、D4受容体の遮断作用が、主な作用である。D2受容体に対する作用は非常に弱い。なぜこれほど効くのかは、これまでの理論では説明がつかなかったのである。

セロトニン2A受容体

多くの人が注目したのは、セロトニン2A受容体を遮断する作用である。この作用に、クロザピンの驚異的な治療効果の秘密があるのではないのか。多くの研究者が、そう考えたのである。

では、セロトニン2A受容体をブロックすると何が起きるのか。

セロトニン2A受容体は、神経伝達物質セロトニンの受容体の一つで、大脳皮質の第5層に存在する錐体細胞に豊富に存在する。一方、脳幹のセロトニン細胞の表面には、セロトニン1A受容体が存在している。自分が放出するセロトニンを、自分で感知する受容体で、こうしたタイプの受容体は、自己受容体と呼ばれ、セロトニンの放出が過剰にならないように、ネガティブ・フィードバック（放出が増えるほど、ブレーキを強める）をかけている。

セロトニン1A受容体には、もう一つの重要な働きがある。セロトニンの刺激を受けると、DNAからの転写を活発化し、遺伝子発現を促進する。それに対して、セロトニン2A受容体は、このプロセスにブレーキをかける。

このように、1A受容体と2A受容体は逆方向に働くことで、バランスを保っている。

もし2A受容体がブロックされると、1A受容体の作用ばかりが強まることになる。その結果、セロトニン細胞の興奮は抑えられる。それとともに、遺伝子発現を促進し、神経の修復や樹状突起の成長を盛んにする。これは、抑うつ状態や認知機能障害の改善を促すと考えられる。

セロトニン2A受容体の遮断は、もう一つの重要な反応を引き起こす。前頭前野の錐体細胞は、セロトニン2A受容体からの刺激によって興奮し、興奮性の伝達物質グルタミン酸を放出し、次々と興奮が伝えられていく。したがって、2A受容体がブロックされて、興奮性の反応が抑えられると、グルタミン酸の放出も抑えられることになる。グルタミン酸は、火を燃え上がらせる油のような役割をしている。油の注入を減らすことで、前頭前野の過剰な興奮が鎮まると考えられる。

また、脳幹のドーパミン神経細胞やノルアドレナリン神経細胞にも、2A受容体が多く存在しているが、この2A受容体は錐体細胞の場合とは逆に、興奮を抑える方向に働いている。したがって、2A受容体を遮断すると、ドーパミン神経細胞やノルアドレナリン神経細胞の興奮性は高まり、前頭前野でのドーパミンやノルアドレナリンの放出が増加する。

この作用もまた、意欲の低下といった陰性症状や抑うつ状態、認知機能の低下を改善すると考えられる。グルタミン酸を介した過剰な興奮は抑えつつ、正常な機能は低下させないように働くと考えられる。ただし、ドーパミンなどの放出増加が興奮を高めてしまう危険もある。

このように見ていくと、セロトニン2A受容体をブロックすることは、概ね非常に大きなメリットが期待できる。

恐ろしい副作用のない本物の「奇跡の薬」を夢見て、開発が進められた。

その結果、リスペリドンを皮切りに、新しいタイプの非定型抗精神病薬が次々と開発され、九〇年代半ば以降、実際の臨床で使われるようになった。その多くは、セロトニン2A受容体とドーパミンD2受容体遮断効果を兼ね備えたタイプである。クロザピンの優れたところと、従来型抗精神病薬の優れたところを組み合わせたのである。

いずれも、従来の抗精神病薬に比べると、手が震えるといった副作用が少なく、陰性症状にも効果があり、大きな改善をもたらすことになった。しかし残念ながら、改善効果において、クロザピンを超えられていないのも事実である。

一体、何が足りないのだろうか。クロザピンと何が違うというのだろうか。その謎は、統合失調症の原因を解明する過程で浮上した新しい理論によって、解かれようとしている。

グルタミン酸仮説

ドーパミン仮説の限界に対して、統合失調症の複雑なメカニズムを説明する理論として新たに登場したのが、「グルタミン酸仮説」である。前項でも述べたように、グルタミン酸は興奮性の神経伝達物質で、大脳皮質を構成する錐体細胞と呼ばれるピラミッド型の細胞には、グルタミン酸の受容体が遍《あまね》く分布し、錐体細胞同士の信号伝達は、このグルタミン酸を介して行なわれている。そのためグルタミン酸は、精神活動の幅広い領域にかかわっているのである。統合失調症の「グルタミン酸仮説」は、このグルタミン酸系の過剰活動が、この疾患の症状形成に関与しているという理論である。

この仮説が生まれたきっかけは、フェンシクリジン（ＰＣＰ）という合成麻薬の中毒患者が統合失調症に非常によく似た状態を呈したことからである。一九七〇年代初め、アメリカの首都ワシントン周辺で、統合失調症の患者数が、三倍近くにも急増するという現象がみられた。事態に驚いた米政府が調査を行なってみると、増加分は、ＰＣＰを乱用した患者によるものであることが判明した。ＰＣＰ乱用患者は、精神科医にも見分けがつかないほど、統合失調症の患者に症状が酷似していたのである。

ＰＣＰは、二種類あるグルタミン酸受容体の一つ、ＮＭＤＡ受容体の拮抗薬であることが、その後明らかとなった。ＮＭＤＡ受容体をブロックすると、グルタミン系の伝達が妨げられる。そこで何とか伝達を保とうと、グルタミン酸の放出が増加するのである。

実際ＰＣＰを投与して、ＰＥＴなどの脳機能画像診断法を用いて調べてみると、線条体（快感に関係する）や前頭前野でグルタミン酸の放出が増加し、神経細胞が過剰な興奮を起こしているのが認められた。ＰＣＰによる行動異常や認知機能障害は、前頭前野でのグルタミン酸の増加と相関し、グルタミン酸の放出を抑える薬剤を投与すると、それらは改善する。また、精神症状や認知機能障害が強いケースほど、グルタミン酸の放出増加や前頭前野の過剰活動が認められることもわかった。しかも、前頭前野でのグルタミン酸系の過剰活動は、統合失調症を発症した患者だけでなく、まだ発症していないが、発症リスクの高い人でも認められたのである。

これらのエビデンス（証拠）から、前頭前野などでのグルタミン酸系の過剰活動が、統合失調症の陽性症状だけでなく、認知機能障害を引き起こす原因になっているのではないかと、結論づけられたのである。

考えすぎて結局何も考えられない

少し前までは、機能低下と活動性低下は同義語だと考えられていた。ところが、近年、統合失調症の機能低下は、前頭前野の過剰な活動亢進によってもたらされていると考えられるようになっている。つまり、頭が働きすぎることが、機能低下を引き起こしてしまうのだ。考えすぎて、結局何も考えられないというのが、統合失調症の思考回路が陥った状態なのである。

こうした状態では、過剰な活動を鎮めてほどほどに働くようにすることで、むしろ機能が回復するのである。

ここで一つ重要なのは、前頭前野の錐体細胞において、グルタミン酸系とドーパミン系は合流し、相互にかかわり合っているということである。その関係はいわば、ドーパミン系が着火システムならば、グルタミン酸系は小さな火を燃え上がらせる燃料システムといったところである。両者が相補うことで、活発な活動が継続的に起きるのである。

この仕組みで鍵を握るものの一つは、細胞内カルシウム濃度である。ドーパミンD1受容体にドーパミンが到達すると、それが引き金となって、神経細胞内のカルシウム濃度が高まる。それによって、NMDA受容体も活性化される。NMDA受容体は、記憶や学習などの認知機能において不可欠の役割を果たしている。正常の認知機能には、D1受容体－NMDA受容体が連動して機能することが必須なのである。

NMDA受容体をブロックすると、グルタミン酸系の過剰活動が起き、ドーパミン系の亢進もともなって幻覚妄想や認知機能障害が起き、さらに、D1受容体のダウンレギュレーションにより、意欲低下といった陰性症状やさらなる認知機能障害が生じる。

何らかの理由で、グルタミン酸系の過剰活動が起き、それが統合失調症という病気の本態だとすると、それを抑えることが、もっとも有効な治療法ということになる。

クロザピンの作用を思い出してほしい。クロザピンは、セロトニン2A受容体の遮断作用とともに、多くの非定型抗精神病薬のようにドーパミンD2受容体遮断作用ではなく、D1、D3、D5受容体の遮断作用を有していた。D2ではなく、D1であることは、それまでの常識では不利な特性であり、あまりその点に着目されることはなかった。しかし、グルタミン酸仮説はその違いの意味を説明できるかもしれない。

セロトニン2A受容体とドーパミンD1受容体を同時に遮断することは、D1とNMDAの相互活性化作用を抑え、前頭前野でのグルタミン酸系の過剰活動を強力に抑えると考えられるのである。着火と燃料の両方を抑えるからである。

他の薬剤では治療に反応しない統合失調症でも、クロザピンにより改善する効果がみられるのは、この独自の作用による可能性が考えられるのである。また、D2受容体への遮断作用が弱い点は、D3、D4の遮断作用により、正常機能に対する影響が少ない形で、幻覚妄想の沈静化に役立っていると推測される。

クロザピンが、今日も統合失調症に対して、もっとも有効性の高い薬剤であるという事実は、グルタミン酸系の関与が統合失調症において、より本質的なメカニズムであるという仮説を支持するものだといえるだろう。

グルタミン酸仮説が優れているもう一つの点は、統合失調症の発症が、なぜ思春期以降に起きるのかを説明できる点である。Ｄ１受容体とＮＭＤＡ受容体が相互反応を起こすようになるのは、神経系の発達の中でも遅く、Ｄ１受容体やＮＭＤＡ受容体の成熟が、成人レベルに達する思春期以降なのである。この時期に達したとき、興奮性を制御する仕組みに脆弱性があると、グルタミン酸系の過剰興奮を起こしやすくなり、それが発症を引き起こすと考えられるのである。

ＧＡＢＡ介在ニューロンの働き

では、そもそもなぜグルタミン酸系の過剰反応が起きるのか、という問題に行き着く。一つの可能性は、ＮＭＤＡ受容体など、グルタミン酸の受容体などに何らかの変異が起き、それを補うために、グルタミン酸の過剰放出が起きてしまうことである。もう一つの可能性は、過剰反応を抑制する仕組みに問題があるという場合だ。

興奮性の伝達物質であるグルタミン酸に対して、神経の興奮を抑える仕組みも、もちろん存在する。海馬のところでも出てきたが、ＧＡＢＡという伝達物質を放出するＧＡＢＡニューロンである。大脳皮質の錐体細胞は、グルタミン酸を伝達物質として、遠く離れた細胞に興奮性の信号を伝える回路と、近くの細胞にＧＡＢＡニューロンを介してつながる抑制性の回路から成り立っている。錐体細胞と錐体細胞の間に介在することから、ＧＡＢＡ介在ニューロンと呼ばれる。この介在ニューロンがうまく働かないと、脳は昂りやすくなり、過剰な活性化が起きて機能が低下すると同時に、精神病状態を生じてしまう可能性がある。

実際、GABAトランスポーターの遺伝子変異やGABA受容体の発現異常などが、リスク遺伝子としてみつかっており、GABA系の問題も発症の一因となっている可能性がある。

アイスランドの家系からみつかったニューレグリン－1の遺伝子変異は、統合失調症のリスク遺伝子の一つであるが、このニューレグリン－1は、神経系の発達に不可欠の役割を果たしている。特に胎生期など、早い段階での神経発達に関与している。ニューレグリン－1遺伝子変異のある人では、目をスムーズに動かすことができない傾向がみられる。これは統合失調症の人にみられる特徴でもある。

ニューレグリン－1は、GABA介在ニューロンが生き残る上で不可欠な役割を果たすとともに、介在ニューロンを刺激してGABAを放出させ、錐体細胞の興奮を鎮める働きをしている。遺伝子操作で、ニューレグリン－1やその受容体の遺伝子の発現が低下したマウスを作ると、抑制システムがうまく働かなくなり、統合失調症に似た状態を呈する。多動で興奮しやすく、プレパルス抑制が欠如することにより過剰な驚愕反応が起きる。ワーキングメモリーなどの認知機能にも障害がみられる。

ニューレグリン－1は、海馬のCA1のシナプスにおいて、グルタミン酸系の伝達を抑制して、LTP（長期促進）という長く大きな反応を止めてしまう。つまり、ニューレグリン－1がうまく働かないと、LTPが亢進し、海馬の錐体細胞は興奮し続けることになる。

このように、ニューレグリン－1は、大脳皮質や海馬の興奮を制御する仕組みの発達や運用にもかかわっている。この仕組みの破綻は、過敏性や幻覚妄想、興奮、認知機能障害などの症状に関与していると考えられる。

カルシニューリン仮説の登場

二〇〇三年、マサチューセッツ工科大学の利根川進教授らのグループは、カルシニューリンという酵素を構成するサブユニットに、統合失調症と関連する遺伝子変異がみられることを報告した。この遺伝子変異は、白人にも黒人にも認められ、その後、日本人でも統合失調症と強い関連が認められている。

カルシニューリンは、神経系の働きを調整する酵素であるが、ドーパミン系とグルタミン酸系が合流する部分で、調整を行なっている酵素でもある。長期抑制と呼ばれる働きや神経成長因子の活性を調整する役割も担っている。カルシニューリンの異常は、ドーパミンD1系－NMDA系の過剰活動や認知機能障害、さらには神経細胞の萎縮を、うまく説明できるのである。

カルシニューリンの変異が、統合失調症の発症の原因であるという「カルシニューリン仮説」は、ドーパミン仮説やグルタミン酸仮説を統合する理論となりうるのである。

カルシニューリンは、人だけでなく広く動物にもみられる。この遺伝子を壊したマウスでは、統合失調症に似た、ワーキングメモリーの低下や注意障害といった認知機能障害や社会的行動障害を呈するという。

その後の研究で、カルシニューリンに関連する四つの遺伝子群のうち、三つが統合失調症の発症に関与することもわかり、いっそう期待が高まっている。

今後、この仮説のさらなる解明や裏づけが進み、カルシニューリン系に作用する薬剤などが開発されれば、これまで十分な改善が難しかったケースでも、より根本的な治療が可能になることが期待される。

第六章

統合失調症と社会

有病率や発症率は均一ではなかった

近年、統合失調症の国家レベルのデータが整備されるとともに、「統合失調症は、世界のあらゆる地域で、ほぼ均一に認められる」という前提自体が揺れている。

そもそもの発端は、アイルランド人に統合失調症が多いという古くから知られた事実である。イギリスと比べた場合、アイルランドのほうがずっと農村人口が多いのにもかかわらず、精神病院の入院患者数は、二十世紀の初めの時点で、五〇パーセントも多かったのである。都市部のほうが有病率が高く、患者を自宅で治療するよりも入院させることが多いことを考慮すると、実質的にはもっと大きな差があると考えられる。

その後、ほかのヨーロッパ各国との有病率の差も、三〜五倍あることがわかった。こうした傾向は、アイルランドからアメリカに移住した移民とほかの国からの移民を比べた場合にも認められた。奇妙なことに、同じアイルランド島にありながら、文化的、民族的にも異なる北アイルランドは、ほかのヨーロッパ人と差がないのである。

さらに、謎は深まる。有病率が高いのは、ある年齢よりも上の世代に限られ、一九四〇年以降に生まれた世代では、そうした傾向はみられない。遺伝的要因が、一世代で突然変化するとは考えにくいので、何らかの環境的要因が影響したと考えられている。

カリブ海のジャマイカなどからイギリスに渡った移民を対象にした研究では、一般のイギリス人に比べて、九倍もの有病率が報告されている。これは、統合失調症の有病率としては、これまで世界中で報告された中でもっとも高いものであった。ところが、ジャマイカ本国で行なわれた調査では、有病率は特に高くなかったのである。つまり、移民という環境的な要因が、有病率を押し上げていると考えられる。しかも、第一世代の移民よりもその子どもたちの世代で、むしろ高くなる傾向があるという。

一方、先進国に住みながら、非常に低い有病率が見出された集団もある。それは、フッター派やアーミッシュの人たちである。フッター派は、アメリカのモンタナ州やサウス・ダコタ州に分布する再洗礼派のグループで、彼らは財産を共有し、農業中心の伝統的な暮らしを営んでいる。アーミッシュも昔ながらの伝統的な共同体で、文明とは無縁の農業を中心とした暮らしを営んでいる。

最近行なわれた厳密な研究によって、発症率、有病率ともに、少なくとも五倍の地域格差があることが判明している。ガーナ、ボツワナ、パプア・ニューギニア、台湾などでは、有病率は〇・二パーセント未満である。それに比べると、日本やアメリカの〇・八パーセントという有病率は、かなり高いことになる。ヨーロッパやほかのアジア諸国の有病率は、〇・三〜〇・六パーセントであった。ヨーロッパ諸国で日本より高かったのは、アイルランド、ノルウェー、スウェーデンで、中でも北部スウェーデンでの有病率は、一・七パーセントという高いものであった。

また同じ国内でも、地域によって大きな差があった。同じミクロネシアの熱帯の島でも、島によって有病率の差が四倍も認められたところもあった。

十八世紀以前は存在しなかった？

とはいえ、ほかの疾患と比較しても、統合失調症の地域格差は小さく、統合失調症は世界のあらゆる地域で、ほぼ等しく認められる疾患であるという事実を覆すまでには至っていない。地域の環境によって、多少揺らぎがみられるものの、一生のうちに統合失調症になる確率（発病危険率という）は、〇・四～一・〇パーセントで、概ね一定している。こうしたことから推測して、統合失調症が人類史に匹敵するくらい長い歴史をもつ疾患だと考えられる。

ところが、この定説に異議を唱える仮説が近年登場している。アメリカのトリーによれば、統合失調症の中核的なタイプである解体型は、十八世紀までの文献では、それらしい記述をみつけることができないという。たとえばシェークスピアの戯曲にも、少なからず精神病状態を呈した登場人物が描かれているが、その中にも、統合失調症が推測されるものは見当たらないのだという。

だが、この主張には、納得のいかない人も多いだろう。たとえば、『ハムレット』の中に登場するオフェーリアは、愛するハムレットに父親を間違って殺され、正気を失う。そのオフェーリアの状態は、幻聴が聞こえ、纏まりのないことを口走ったり、奇妙な歌を歌うというものであった。これは解体型の統合失調症の症状を疑わせる。

統合失調症型のパーソナリティをもった人物は、どの文化圏にも、予言者や宗教家などとして多数認められ、こうしたことからも統合失調症に連なる遺伝的形質は、かなり以前から存在していたと考えたほうがよさそうだ。

ただ、トリーの説にも耳を傾けるべき点はある。解体型の統合失調症のような、予後の悪いタイプが、十九世紀以降、急速に増加したという推測は、どうやら本当のようなのだ。十八世紀の終わり頃、アメリカのヴァージニア州に全米で最初の精神病院が誕生したとき、わずか二四床しかなかったベッドが、満床になるのに三十年もかかったという。それが二十世紀前半には、州立病院の三〇万床のベッドは、患者で溢れかえっていた。

実は、そのことは一九世紀においてすでに問題視されていた。一八二九年に、精神病が過去二十年間で三倍にも増えたことに警告がなされている。近代化を遂げるイギリスやフランスで、精神病の急増という現象がみられたのである。その傾向は若者層、そして都市部に顕著であった。その現象は、まさに「目に見えない疫病」と言えるほどだったのである。この「疫病」は近代化の波とともに、アメリカやその他の国々にも、やや遅れて伝播していったのである。

統合失調症は消滅しつつある？

近年、統合失調症の有病率の低下が、いくつかの国や地域で報告されている。イギリスやデンマークやニュージーランドで行なわれた研究で減少が報告され、平均的な減少率は、この十～二十年で三五パーセントにも上る。また、統合失調症の症状も軽症化の傾向にあるとされる。そうした事実に基づいて、統合失調症は消滅していく過程にあるという「統合失調症消滅仮説」を唱える人もいる。

ただし、診断基準などの違いもあり、その数字を単純に比較することには疑問もある。かつて統合失調症と診断されていたものを、ほかの疾患として診断することが着実に増えているからである。また、アメリカのボルチモア、ニューヘイブンで行なわれた調査では、逆に統合失調症の有病率が、一九三〇年代に比べて二倍以上の増加を示している。国によって、減少傾向のところと、逆に増加しているところと、大きな対比をなしたのである。アメリカでも、統合失調症の診断の適応範囲が大幅に狭くなっていることを考えると、この数字以上に増加していると推測される。

多因子遺伝のメカニズムを考えるならば、環境的要因によって変動することはあっても、消滅することは考えにくく、むしろイギリス、デンマーク、ニュージーランドとアメリカでは、環境要因が正反対の方向に働いたと考えるほうが、事実に近いように思える。

貧困は有病率を上げる

統合失調症は、先進国では、貧しい階層で有病率が高い。地域間の格差も大きく、経済的に恵まれていない人々が多く住む地域では有病率が高いことが知られている。その格差は、恵まれている階層や地域と比べると三倍にも達する。経済格差と有病率の格差は、心臓病や高血圧といったほかのさまざまな病気でもみられるが、統合失調症でも認められるのである。騒々しく落ち着かない住環境をはじめ、栄養や子ども時代の養育、失業や将来への不安、対人関係でのストレスなど、貧しい階層は強いストレスに曝されやすい。その傾向は、大都市の生活において強まると考えられる。地方での暮らしは、経済格差によるマイナス面を補う要素が多いと考えられる。人とのつながりや、さまざまな支えがあるからである。

むしろ後進国では、統合失調症の発症は、裕福な階層に多いという。後進国では、貧しい階層ほど人とのつながりがしっかりと存在し、人間一人にかかるストレスがあまり大きくない。裕福な階層のほうが、精神的な孤立やストレスを味わいやすいのだと考えられる。

このように経済的、社会的環境も統合失調症を予防し、患者を支え、共存していく上で、とても重要なのである。

社会原因説と社会流入説

このように貧困といった社会的要因が、統合失調症の発症や予後に影響している可能性がある。社会に統合失調症を発症させる原因があるとする仮説は、社会原因説と呼ばれる。

しかし、こうした社会原因説には、強い反論もなされてきた。その代表が、低く貧しい社会階層が統合失調症を生み出すのではなく、統合失調症に罹患した結果、低い社会階層に流れていったのだとする社会流入説である。

両者の論争は、一九六三年に発表されたゴールドバーグとモリソンの研究により、一旦決着する。ゴールドバーグらの研究では、統合失調症の患者には、健常者に比べて、最下層に属する人の割合が高いが、患者の父親でみると、最下層に属する割合に差はなかったのである。つまり、統合失調症の人も、生まれた階層に差はなく、自分の代になって貧困層に流れていったということになる。こうして社会原因説は否定されたかにみえたのであるが、近年再びそれを覆す研究結果が出て、社会原因説が盛り返している。リチャード・ワーナーは、その著書『統合失調症の回復』において、社会的要因が統合失調症の発症や再発に深く関与することを徹底的に論じ、社会的要因の何がその違いを生み出すのかを明らかにしていく。

好景気になると入院が減る

社会的要因は統合失調症の発症だけでなく回復にも関与する。興味深い事実は、好景気になると入院患者数が減り、不景気になると増えるという現象である。ブレンナーがニューヨーク州のすべての精神科施設の初発の入院患者数を調べたところ、好景気のときには減少し、不景気になると増加するという関係がはっきりと認められた。入院患者数と失業率との間には強い相関があり、相関係数は〇・八というきわめて高いものだった。

このことは、過去八五件の長期追跡調査を集計した研究によっても示されている。失業率が上がった時代には回復の低下がみられ、失業率が下がった時代には予後が大幅に改善したのである。

これらの事実は、単なる経済的豊かさよりも、雇用状況が回復を左右する重要な因子となっている可能性を示している。

第二章で統合失調症の概念の基礎を築いた二人の精神医学者、クレペリンとブロイラーについて述べた。そこで、クレペリンは「早発性痴呆」という病名に象徴されるように、非常に悲観的なイメージをこの疾患に付与する一方で、ブロイラーは、予後良好なケースが少なくないことを報告し、クレペリンの病名を改めるなど、楽観的な姿勢をみせた。ワーナーによれば、こうした態度の違いの背景には、時代状況の違いが少なからず関与していたという。クレペリンが活躍した十九世紀末は、大不況の時代であり、精神病院は過剰な収容者でふくれあがり、悲惨な状況にあった。一方、ブロイラーが腕をふるった時代のスイスは経済的に繁栄し、失業者も非常に少なかった。病院の環境が恵まれていただけでなく、退院後も就労の機会に恵まれやすかったのだ。

スイスの失業率は、今日から考えると驚異的な低さを維持していた。一九六〇年代～七〇年代のもっとも低かった時期では、〇・一パーセント水準が長く維持されていた。失業率が高かった時期でさえ、一パーセントを超えることは稀であった。まさしく、完全雇用社会だったのである。

完全雇用型の社会では、それが自由主義圏であれ、かつての社会主義圏であれ、統合失調症の回復率が優れていた。安定した仕事をもつことが、統合失調症の回復に大きなプラスの寄与をするのは間違いない。

工業化、都市化が進むほど回復が悪い

ＷＨＯによる二度にわたる調査も、こうした傾向をはっきり裏づけている。標準化した診断

により、一回目は世界九ヶ所で、二回目は一〇ヶ国一二都市で、二年間の追跡調査が行なわれた。その結果、統合失調症と診断された症例の回復率は、先進工業国ほど低く、しかも回復が緩慢で、発展途上国ほど高く回復も速やかだった。

試験的な一回目の調査では、回復を五段階に分け、最良の予後を示した割合は、先進工業国では一五パーセントにすぎなかったが、途上国では三五パーセントと倍以上に上った。逆に、回復が最も悪いものは、先進工業国では二八パーセントを占めたが、途上国では一三パーセントにすぎなかった。同じ途上国の中でも、工業都市では回復が先進国並みに悪いことが観察された。また、都市部よりも農村地帯のほうが回復がよかった。

つまり、工業化や都市化が進むほど、統合失調症の回復は悪くなったのである。

より徹底的な調査が行なわれた二回目では、途上国での完全寛解率は六三パーセントに上ったが、先進国では三七パーセントにとどまった。先進国では九割以上のケースが病院に入院して治療を受けていたが、途上国では、四五パーセントしか入院歴がなく、呪術医や薬草医といった伝統的な治療を受けている者も少なくなかった。先進国においては、回復のはかばかしくない病気とされる統合失調症は、途上国においては予後良好な疾患だったのである。

先進国では「先進的な」治療を行なっているにもかかわらず、回復率において途上国よりも劣っていることになる。その要因として考えられるのが、工業化、都市化が回復の足を引っ張るということである。

なぜだろうか。その疑問に対するワーナーの答えは、完全雇用ということであった。工業化されていない途上国では、農業による自給自足的な生活が中心で、賃金労働はむしろ例外的なものである。人々は、賃金を得るために働くのではなく、ごく自然な生活の一部として仕事をするのである。労働も家事をすることも、育児をすることも、切れ目なく続く日々の営みの一部にすぎない。そうした社会では、お金のためにあくせく無理な労働を強いられることは起こらない。仕事が遅いからクビになったり、ノルマを達成できないから給料を下げられるということもない。その人のできそうな仕事をみつけて、与えるというような融通がいくらでも利くのである。つまり、過度な負担やプレッシャーを感じることなく、病状に応じた仕事をすることができることが、回復に非常に有利に働くと考えられるのである。

また、途上国では、何事も手仕事で行なうため、絶えず労働力不足が存在するという事情もある。常に働き手を必要としているのである。つまり、完全雇用が実現しやすいのである。先進国においても、それは達成できないわけではない。先にも述べたが、失業率がきわめて低かったスイスにおいては、統合失調症の回復は非常に良好だったのである。

なぜ発展途上国のほうが回復率が高いのか

第三章で、発展途上国のほうが短期精神病が多く、幻覚妄想状態になっても慢性化するケースの割合が少ないことを述べた。これと軌を一にするように、統合失調症と診断されるケースでも、途上国のほうが回復率が高いことを、多くの報告が示している。たとえば欧米で、統合失調症の社会的回復率は、甘く見積もっても五割に届いていないのが現状である。しかし、途上国では六割五分から七割以上に達している国が少なくない。治療技術において遅れているはずの途上国で、実際にはかなり高い回復率を示しているのである。

途上国では、多くの人が貧しい状況におかれている。先に述べたように、貧困は先進国では統合失調症の有病率を押し上げている。ところが、まだ国全体が貧しいスリランカやモーリシャスといった国々において、統合失調症の長期的な予後が、先進国よりもはるかによいのである。これは一体、何を意味するのであろうか。

貧困という不利な条件さえ跳ね返すほどの有利な条件が、途上国の社会には存在しているということになる。

驚くべきことに、一九五五年に抗精神病薬による治療が本格的に導入されてからの三十年間と、一九〇〇年から一九二〇年の二十年間を比べると、統合失調症で入院した患者の社会的回復（経済的にも生活面でも、ほぼ自立するレベルの回復）の比率は、四〇パーセントからほんの数パーセント上昇したにすぎなかった。薬物療法は、回復に効果がさほどなかったのだろうか。原因はむしろ、ほかにあると考えるべきだろう。

閉鎖的な環境が症状を悪化させる

患者の回復にとって、環境は非常に重要なものである。満足な薬物療法もない時代に、オイゲン・ブロイラーは、初回エピソードからの社会的回復率六〇パーセントという治療成果を上げていたことを、第二章で述べた。それは、仕事に就くなど経済的自立ができるまでに回復した者の割合である。

そのブロイラーが非常に重要視したのは、入院を最小限必要な場合だけにとどめ、できるだけ「慣れ親しんだ環境の中で」治療しようとしたことである。長期の入院を戒め、早期に退院させることを優先させた。

入院中の患者の環境にもきめ細かい配慮を行ない、静かで、心地よい環境を提供できるように、心を砕いたのである。作業療法にも熱心で、ほどよい仕事にやり甲斐を見出せるようにするとともに、十分な娯楽や楽しみが提供できるように、その点でも配慮を怠らなかった。

また、ブロイラーは回復のために、社会で適切な仕事をもつことの重要性を強調した。「規則正しい仕事は正常な思考を維持する」のに役立つが、叱責や過度の負担といったストレスは仕事に対する喜びを失わせるとして、ほどよい負担に調整することが大事だとした。

当時のスイスが経済的に繁栄し、失業率も非常に低かったことが追い風に働いたとしても、ブロイラーが心がけたことは、今日でも何ら変わらない不朽の真理だろう。

環境的取り組みの重要性

一九四〇年代から五〇年代にかけて、西欧の先進的な病院では、病棟の扉を解錠し、開放的で自由な環境で治療を行なう試みが推進された。治療者と患者が共同で、病院の環境を作り上げる取り組みも行なわれた。こうした取り組みは治療共同体と呼ばれた。作業所や相談員の制度が作られ、地域で患者を支える仕組みも整えられていった。こうした環境的な取り組みの結果、退院率が上がり、長期入院の患者の割合や再入院率も劇的に下がったのである。

たとえば、イギリスのベクスリー病院では、一九三〇年代には六〇パーセントを超えていた二年以上の長期入院の患者の割合は、五四年には二〇パーセントにまで下がっていた。クロルプロマジンによる薬物療法がはじまったのは五四年以降である。五七年にはその割合は一〇パーセントになっているが、このさらなる低下も、薬物療法の恩恵というよりも、環境的な取り組みの成果だと考えられる。というのも、当時はまだ医者も薬物療法に習熟していない段階で、薬物療法を行なった患者のほうが、治療成績（退院率）が悪かったからである。

環境的な取り組みにおいて優れた病院では、薬物療法導入によってもほとんど退院率の改善はみられなかったが、環境の劣悪な病院では大きな改善効果がみられたという。

こうした事実は、症状の改善や再発予防に、環境的な取り組みがいかに重要かを示すと同時に、薬物療法はある程度、環境的な不利を補うことができるといえるだろう。薬物療法も、環境面での配慮や心理社会的なケアも大切なのである。しかし、再び経済格差が広がり、貧困の問題が身近になってくる中で、患者たちは貧しく劣悪な環境におかれやすくなっている。就労の機会からも遠ざかろうとしている。環境の不利を薬で紛らわすという状況に後退していくことが懸念される。

脱施設化と適切な受け皿

拘束された環境ではなく、できるだけ自由や主体性が尊重された環境が望ましいが、そこには一つの落とし穴がある。治療が必要な状態なのに、本人の自由と責任に任せて、無治療で放置されてしまう場合である。その状況は、本人にとっても社会にとっても損失である。病院に収容し隔離するのはよくないということで、自己責任に任せすぎてしまうと、治療を受ければ改善し意義ある人生を過ごすことができる人も、混乱の中で無為に時間を失っていく。そもそも病識が生まれにくく、自分から助けを求めることが少ないという特性を考慮する必要があるし、社会の中で治療を続け、生活を支えていくためには、それを支えるための受け皿や支援体制が必要なのである。支援をおろそかにして、「脱施設化」というスローガンのもと、病院から出すことだけを推し進めると、非常に困ったことになる。

実際アメリカでは、そうした状況が現実となっている。アメリカでは、一九六〇年代以降、精神病院の病床を大幅に減らしたが、病院から出された患者のかなりの割合が、ナーシングホームやケアハウスといった安上がりで劣悪な環境の施設に移るか、ホームレスになることを余儀なくされてきた。その背景には、予算を削減するという財政的な目論見もあった。しかし表向きには「脱施設化」という大義名分が利用されたのである。本来の社会復帰とはほど遠い状況で、彼らは社会に放り出され、見捨てられてしまった。その結果、無治療で放置される者や、罪を犯して刑務所に行く精神障害者が増えるという事態を招いている。

こうした悲劇を防ぐためには、必要な治療が維持されることと、環境的な受け皿を整えることの両方が必要になる。アメリカの状況は、そのいずれもが危うい状況である。

日本の状況は、アメリカに比べればはるかにましである。脱施設化の流れと受け皿の整備が、ほどよくバランスが取れた中で進められている。ただ今後、財政危機の中で精神医療の切り捨てが起こる懸念はあり、そうした事態が起きないように見守るとともに、いかに予算を有効に使っていくかについても議論していく必要がある。

家族や社会全体が関与する

アフリカや中南米、アジアなどの開発途上地域では、近代的な精神医療ではなく、シャーマンや呪術師による土着の治療法が、今も生き残っている。これまで各地で行なわれた調査によると、こうした土着の治療法は、先進国の近代的な精神医療よりも、ずっと良好な治療成績と予後が認められている。多くの場合、一週間程度のごく短期間に回復し、回復率が九〇パーセントにも上ると報告されている地域もあった。

西洋医学からすれば、病気を悪霊のせいにしたり、祈祷を治療の方法に用いるということはナンセンスである。だが、結果からみると、西洋医学で治療するよりも優れているのである。なぜなのだろうか。

土着的な治療法や病気や病人に対する共同体の対応に共通してみられ、先進国での治療や対応と異なっている点は何なのだろうか。

ワーナーは、民俗学者のベンジャミン・ポールによって報告された、グアテマラの小村に住むマリアという女性の例を挙げている。マリアは突飛な振る舞いによって村人から疎んじられていたが、ついに幻覚を伴う明らかな精神病状態を発症してしまった。彼女は、自分が精霊によって黄泉《よみ》の国に連れて行かれると思い込み、外を歩き回りながらも、いつも独り言を言っていたが、それは精霊とやり合っていたのだった。

西洋精神医学流に診断するならば、彼女は幻覚妄想状態にあり、解体症状や興奮も伴っており、しかも、かなり以前から社会的孤立や奇妙な行動が認められたことから、解体型の統合失調症が急性増悪を起こしたと診断されるだろう。

この状態に対して、土着のシャーマンは、次のような見立てと対応を行なったのである。「彼女はロカ（loca　気ふれ）であり、彼女の身内の者たちが正しくない行動をしたため超自然的な力が封印を解かれてしまい、彼女を苛《さいな》むようになったと診断した。シャーマンは祈祷を行ない、彼女の身内の者すべてが積極的に関与することを求めた。彼女の状態は父親の家に帰ることが必要であったが、家に戻って一週間で回復した」（リチャード・ワーナー『統合失調症からの回復』西野直樹／中井久夫監訳）。

一見、非科学的にみえる対応にも、実は、病人を回復させる上で重要な鍵となる知恵が駆使されていることに、臨床や人間心理に多少とも通じた人であれば気づかれるだろう。

その鍵となるポイントの一つは、今起きていることは患者本人のせいではないという視点であり、むしろ原因は周囲の人にあって、彼女は無実の犠牲者であることが、直接、間接に示されていることである。それによって、患者の問題という視点を、家族や共同体の問題という視点に変えさせる。そして、もう一つのポイントは、すべての関係者が積極的な関与を求められるということである。

実際、このシャーマンによる治療は、彼女の症状を癒やしただけでなく、彼女が村から疎外されていた状況を、家族や村人に受け入れられた状態に変えたのである。まさに社会的な治療が行なわれたのだ。

この例に限らず、さまざまな地域の土着的治療を調査した研究者が異口同音に認めていることの一つは、患者だけに問題があるとは決してみなさず、患者に起きている超自然的な現象は、家族や共同体の問題だと受け止める点である。これによって、患者は「狂人」だとか「精神病患者」といった烙印を押されることなく、むしろ犠牲者として受け止められる。集団全体が、その人の回復にかかわることによって、それまであったわだかまりや不信も解消され、むしろ本人をみんなが積極的に受け入れるようになる。つまり、こうした治療とは、本人だけを共同体から切り離す方向ではなく、むしろ「再統合」をはかる営みなのである。

日本もその一つである近代的な社会が行なっている対応との違いは歴然としている。

もし同じ状態の患者を精神科医が診察すれば、入院させて薬を投与するだろう。投薬によって幻覚妄想状態はかなり改善するだろうが、患者の本当の問題が解決されたわけではない。おそらく患者は家族や社会から孤立し、疎外感を味わっていた。その状況は、精神科に入院し薬をのむことによって、むしろ強化されてしまいかねない。それは次なる悪化を準備することになる。だから多くの患者は、その烙印から逃れようとして、通院や服薬を止めてしまう。そのことが余計に悪化を促してしまう。

家族や集団が病状を本人の欠陥として、非難したり排除したりするのではなく、みんなの問題として受け止め、受け入れていくことが、非常に重要なのである。

精神病に対する社会全体の偏見が、一昔前に比べれば随分と薄らいでいることは、プラスだといえるだろう。だがその一方で、根深い偏見や敵意が残っていることも事実である。せめて家族だけでも、本人の問題として切り捨てたり責めたりするのではなく、みんなの問題として受け止めようとすることが、本人にとってよいだけでなく、むしろ家族を結束させ連帯感を高めることで、本人以外の家族にとってもプラスとなるのである。

実際、ある程度、自己回復力をもつ家族ではこうしたことが起きる。誰かが精神疾患にかかったのを機に家族が纏まって、困難を克服していくことから、得難い何かを手に入れるということはしばしば経験することである。

しかし、不幸なケースではその事実を受け止め切れず、責任のなすり合いをした末に家族自体が崩壊してしまう。

過重労働か失業か——劣悪化する労働環境

現代人のストレスをかつてなかったほど増大させ、人々の精神衛生を最悪なものにしているのは、多くの人にとって労働環境が年を追うごとに過酷なものになっていることである。その過酷さは、二重の意味で人を追い詰める。病気になるか過労死するほどの労働条件に耐えるか、さもなくば失業という現実である。その中間の選択肢、つまりお金にはならなくても、ほどほどに働くことを選べる人は、恵まれた人である。働き盛りの世代の大部分にとって中間の選択肢はないに等しい。

統合失調症をわずらおうと、そうした過酷な労働環境に戻っていかねばならない。その結果、かつてに比べて就労を維持できる人の割合が目に見えて下がってきている。以前ならば、正社員の仕事がこなせた人でも、仕事が続かなくなり、条件の悪いバイトに甘んじなければならないことが多くなる。以前ならばバイト口をすぐみつけられた人が、なかなかみつけられない。新型の抗精神病薬により、薬物療法は以前よりずっとよい回復をもたらすようになっているにもかかわらず、就労できる人が減っているという事態に直面している。

ことに男性は、就労が安定しないと人生設計自体が難しくなる。無理な就労でストレスを受けるたびに悪化を繰り返し、やがて精神的に仕事に立ち向かっていく気力を失ってしまうというケースは多い。その場合も、障害年金を受給することができる場合はまだ救いがあるが、年金を払っていないなどの事情で受給資格を欠いている場合は、非常に困ったことになる。生活保護を受給するしかないというケースも多い。

年金や生活保護によって、経済的な不安はとりあえず和らぐが、精神的な生き甲斐や自分の存在価値ということを考えると、それで問題が解決するわけではない。これまで見てきたように、その人にふさわしい仕事をすることは、単に賃金を得る以上の多面的な効用を生み、気持ちの安定と再発の予防に大きく寄与する。

ところが、効率とコストパフォーマンス重視の労働環境は、脆弱性を抱えた存在を、働くという基本的な営みから排除する。今の社会で起きていることはそういうことであり、そうした条件下でもっとも不利な状況におかれるのが、統合失調症の人であるといえるだろう。

本人にふさわしい仕事をみんなが見繕い合いながら、それぞれの役割やもち分を分担し合うという協同的な仕事が可能な社会が、少なくとも統合失調症の人にとっては、人間的な豊かさをもつ社会だといえるだろう。

第七章

統合失調症の治療と回復

1 いかに治療し支えていくか

治療開始は早いほどよい

統合失調症は、明らかに発症とわかる時点よりも何年も前から、水面下で病的プロセスがはじまっている。認知機能障害や陰性症状が進行し、脳の萎縮がすでにはじまっている場合もある。陽性症状はくすぶっていた火が一挙に燃え上がったようなものである。無治療の期間が長くなればなるほど、脳はダメージを蒙ってしまう。神経細胞が受けたダメージは深刻になり、それが積み重なると、不可逆的な変性に至ってしまう。

そうならないためには、少しでも早く治療を開始し、ボヤのうちに消し止め、延焼の拡大を食い止めねばならない。

そのためには、統合失調症が疑われる症状を認めれば、即刻医療機関を受診し、治療を開始することは無論のこと、一見正常で健康にみえる段階でも、初期症状や原因不明の認知機能障害がみられたときには、専門の医療機関に相談することが望ましい。

実際、早期から治療を開始したケースほど、病気の進行がわずかで済み、症状も軽く、社会適応もよいのである。経験的には、神経過敏になりやすい時期に、ある期間だけ抗精神病作用のある安定剤を少量服用するだけでも、発症を予防する効果があるように思う。

ただ、統合失調症の早期発見、早期治療について、専門医といえども十分な認識をもっているわけではない。また、直感的に統合失調症の予兆を疑っても、明白な陽性症状がないと、「統合失調症」という診断には踏み切りにくいということもある。だれも、深刻な病名はつけられたくないし、医者だってつけたくはない。その結果、医者のほうも、統合失調症の潜在期かもしれませんとは言わずに、気休めを言って終わりにしてしまう場合もある。「抑うつ状態」「心因反応」「神経症」「自律神経失調症」「発達障害」といった診断で、とりあえず認められる症状に対して治療を行なう場合もある。しかし、統合失調症の発症リスクをはっきり意識した治療ではないこともあり、せっかく通院していたのに、途中から統合失調症になってしまうということもある。

その意味でも、とても使いやすい非定型抗精神病薬の登場は、早期からの投与を容易にしたという点でも、非常に幸運なことである。非定型抗精神病薬は、うつ病や躁うつ病にも使うことができ、また、発達障害などにみられやすい神経過敏などの症状を改善するのにも使われる。そうしたことから、統合失調症を特別意識していなくても、早くから投与するケースが増えている。それによって、今後、統合失調症の予後が改善されることも期待される。

安全感を脅かさない

統合失調症の過敏さは、単に敏感という域を超えている。自我障害といった症状にみられるように、周りの世界と自分を隔てる壁がないも同然で、絶えず侵入を受けたり、自分の内面が外に筒抜けになったりしている状態なのである。言ってみれば、まとっている衣服がスケスケになっているようなものである。体だけでなく、心までスケスケなのである。そうした状態から自分を守ろうとして、人との接触を避けたり、雨戸を閉め切った部屋にこもったり、人目を避けて夜だけ外出したりすることもある。調子が悪くなると、急にサングラスをかけるようになったりすることもある。外界に剝き出しになっている感覚を、少しでも和らげようとするのである。

接する上では、そうした点に配慮して、本人の脆い安全感を極力脅かさないようにすることが大事である。個性の強いスタッフや気性の激しい親が熱心にかかわると、よかれと思ってやっていても、それがストレスになって症状が悪化するということも起きる。本人は拒むこともできず、言いなりになっていることが多いのだが、それは病状悪化として跳ね返ってくる。

強い感情や我を出さずに、相手のペースに合わせて受容的に接することが第一である。声の大きな、乱暴な喋り方は避け、小さめの柔らかな声でゆったりと話すことが大事だ。本人をこちらのペースでぐいぐい引っ張ったり、こちらの期待を押しつけたりすることも、極力避けたい。何かを試みる場合も、常に「あなたはどうしたいの？」「あなたは、どう思う？」と本人の意思を確認し、こちらの気持ちだけで押し切らないようにすることが大事だ。

非難したり、人格を否定したりするような言い方は、もちろんよくない。「また病気が出た」といった言い方は、逆に、自分の病気を認めたくないという方向に向かわせてしまう。

ラポールとは何か？

統合失調症の人の治療や支援を考えていく場合に、非常に重要なキーワードがラポール（rapport）である。ラポールとは、フランス語で「つながり、関係」という意味である。しかし、精神医療の場で用いられる場合には、もう少し奥深い意味が込められ、感情や意思が通い合う状態を指す。フランス語が用いられるのは、ラポールをこうした意味に最初に用いたのが、催眠術治療師のメスメルというフランス人だったからである。メスメルは、治療者と患者の間には特別な交流のチャンネルができることに気づいていた。患者は、治療者の言葉に対して特別な反応を示し、治療者のかける暗示の通りに行動したり、心のありようを変えていったのである。

催眠治療は、精神分析や今日の精神療法へと発展していくことになるが、このラポールという現象が、治療において不可欠な役割を果たすことには変わりがない。ただ、催眠療法において、ラポールが患者を人形のようにコントロールする手段として用いられた状況から、今日、ラポールはより対等で、誠実な意思疎通や感情的交流として捉え直されている。

精神病状態のとき、人は理性や日常性というディフェンスを失い、非常に無防備で混乱した状態にある。何が起きているのか、どうすればいいのか。教え導いてくれる存在を求める気持ちと同時に、誰も信じられないような不安や恐怖にも囚われている。

そうした中で治療を進めていくためには、患者が不安な気持ちを乗り越え、この人は信じてよいと感じて、心のチャンネルを開いてくれることが必要になる。そうなったとき、ラポールが取れたというのである。ラポールの確立は、治療や支援を有効に進めていく土台となる。

精神病状態は、ある意味、意識や理性の働きが低下した催眠状態に似ているといえる。精神病状態において出会った治療者に対して、特別な信頼を寄せるようになることは多い。誰も信じられないような孤独と恐怖の中で、あなたに心を開くことを、勇気をもって選択したのだ。われわれはその勇気に、敬意と誠実さをもって応えねばならない。

ラポールが取れるということは、それだけの責任が生じたということでもある。その人は、あなたの手に運命を委ねたのだ。それを裏切らないようにすることが、まず第一なのである。

誠実な治療者や支援者に大切に支えられた患者は、安心し、人を信頼し、前へ進んでいける。しかし、始終治療者が代わったり、治療者や援助者の都合に振り回されたりして、見捨てられたという気持ちを抱くと、患者の心は荒《すさ》み、誰とであれ信頼関係を結びにくくなる。ラポールが、治療者や援助者の側からだけの都合のよいチャンネルであってはならないのだ。

治療関係の確立と維持

統合失調症の大きな特徴の一つは、自分が病気であるという自覚をもつことが非常に難しいということである。自分が病気だとは思わず、周囲の人間や周囲で起きていることがおかしいのだと本人は感じ、そう確信している。そういう状態の人に、治療を受けてもらい、回復を図っていかねばならない。そのためには、信頼関係を築いていくことがきわめて重要になる。では、どうやって治療者は、病気の自覚もない患者に、治療を受け薬をのむように説得することができるのだろうか。

患者は、自分を病気だとは思っていないことが通常であるが、病気という自覚はなくても、苦しみや何らかの不快感を覚えている。実際、統合失調症の人が、自ら医療機関を訪れ、治療を受けたいと希望する場合もある。もちろんその場合も、病気の本体とは少し見当はずれな症状を問題にすることが多い。

ある女性は、「ブス、ブス」という声が聞こえてきて、うるさくて堪らないので、整形手術をしてほしいと、精神科を受診してきた。ブスと言われないように整形手術をしてほしい、というのが彼女の「主訴」である。しかし考えてみれば、整形手術をしたいのであれば、精神科ではなく美容整形外科を訪れるはずである。ところが彼女は、精神科を自ら選んでやってきたのである。つまり彼女は、口に出しては言わないものの、自分に何らかの精神的なトラブルが起きていることを、それとなく自覚していたということになる。患者は病気という自覚、つまり病識はもちにくいが、病気かもしれない、何か変だという感覚（「病感」と呼ぶ）を抱いていることが多いのである。

そこが治療に導入する上で、非常に大切な引き綱となる。その引き綱を緩めたり引っ張ったりしながら、慎重に、治療を受けてみようという方向に手繰り寄せていくのである。

熟練した精神科医は、まったく病識のない幻覚妄想状態の人であっても、多くのケースで治療を受けてみようという気持ちにさせ、その同意を取りつけることができる。

多くの患者は、この困った状況を何とかできるものなら、何とかしてほしい、なんとかこの得体の知れない窮状から助けてほしいという思いを抱いている。その心情に寄り添い、その状況に噛み砕いた形で、だが医学的な説明を与え、治療すればぐんと楽になる、困っている状態も改善できることを専門家として伝え、説得するのである。

患者の側には、何が起きているのかわからないという怖さがある。しかも、得体の知れない薬をのまされたり、注射をされたり、場合によっては入院させられるというのは、いっそう恐怖を覚える事態である。患者の側の不安や恐怖感をいかに和らげ、この状況を何とか克服して普通の生活に戻りたいという気持ちを高め、そのために、この医者の言う治療とやらを受けてみようという勇気を引き出すか、である。

恐怖の中で、白衣を着た初対面の人間に身をゆだねようというのは、大変な勇気が必要であり、そのためには、なんらかの信頼を目の前の医者に対して感じなければならない。それを可能にするのは、本人の苦悩に対する共感と、安心感を与える雰囲気のようなものだろう。統合失調症を診るのが上手な精神科医は、受動的で共感と誠実さに満ち、初対面の人でも安心できるような雰囲気を体にまとっている。それは、もともともって生まれた特性に、職業的な訓練の中で磨きをかけたものである。攻撃性や辛辣さ、皮肉といった傾向をもった見るからに個性が強く、ズケズケものを言うタイプの人に対して、統合失調症の人は緊張する。そういうタイプの医者が熱心に診察すればするほど、症状が悪化することもある。

◆時期によって支え方も変わる

①急性期には安心を与える

幻覚や妄想に支配され、すっかり混乱している急性期にあっては、理性の力が低下し、現実を歪んで理解してしまいやすい。些細なことでも、強烈な印象を与えたり、感情を過度にかき乱してしまったり、深刻な誤解や不信を招いたりしやすい。この時期は、込み入った言葉を多く語ることは、いっそう混乱を深めやすい。顔を見て、本人の話によく耳を傾け、「気持ちはよくわかりました」と頷き、端的に指示すべきことは指示して、長々と面接しすぎないことが大事である。

患者の言葉が纏まらないときは、ただ言っていることを聞くばかりではなく、ときどき言葉をなぞったり、映し返しながら、話を纏める手助けをする必要がある。さもないと、喋れば喋れるほど支離滅裂になってしまう。

感情的に反応せず、常に真っ白な気持ちで向かい合うことも大事だ。たとえば、ひどく興奮して暴言を吐いてくるようなときでも、感情的に反応せず、「ちゃんと聞かせてもらうから、静かに話そうよ」「何があったの。そんなに厭なことがあったの？」と、正面から対決するのではなく、横から寄り添うように話すことが大事だ。

そして何より大事なのは、本人を否定せずに、よい点をみつけて肯定することである。よくなっている点を指摘し、「お顔が明るくなりましたよ」「だいぶ気持ちが落ち着いてきたね」「着実によくなっていますよ」と、肯定的で安心させるメッセージを送ることである。肯定的に接していると、本人がよくなっていくだけでなく、本人との関係もよくなっていく。

②回復期の落とし穴

激しい急性期の嵐が静まると、話は現実感や纏まりを取り戻し、表情や口調も穏やかになっていく。会うたびにいい笑顔がみられるようになり、スタッフも家族も、本人と会うのが楽しみになってくる。しかし、統合失調症からの回復期には二つの落とし穴がある。

一つは、次のステップを次々と期待したり、急ぎすぎてしまうことである。入院しているのであれば、早く外出や外泊をしたいとか、早く開放病棟に移りたいとか、早く退院したいといった「焦り」が出てくる。外来で治療する場合も、「早く一人で外出したい」とか、「早く習い事や学校に行きたい」とか、「早く仕事に復帰したい」と「焦り」を抱く。この「焦り」は本人だけのものではなく、家族の気持ちや治療者の気持ちを反映したものでもある。ここで次を急ぎすぎないことが、回復を十分でゆったりとしたものにし、結局はよい回復や予後につながる。

もう一つは、先ほども述べた精神病後抑うつである。激しく燃え上がった精神病状態の後で、エネルギーの消耗した状態に陥るのである。単に消耗しただけでなく、本人の世界を一時的であれ形作っていた一つの世界観が崩壊するのである。しかも、厳しい現実の中でその人を支えてくれる価値は、いまだ失われたままだ。この現実に意味を見出せずに、虚脱感や空虚感、無価値感にのみ込まれそうになっている。現実の中で、楽しさや喜びをみつけ出す作業を、少しずつ進めていかねばならない。そのためには、ゆっくり休養させながら、徐々に楽しみや関心に目が向かうように、そっと手助けする。その人の楽しみとすることや関心を共有したり、その努力を大いに肯定することが大切だ。

回復途上の不安定な時期を臨界期と呼ぶこともある。ちょうど飛行機が滑走し、離陸していくときのように、アクシデントが起こりやすい時期なのである。そこを乗り越えると、安定した回復軌道に乗ることができる。

③長く安定期を支える

そして安定を回復し、日常生活が戻ってくる。本当の勝負はここからだと思う。日常とは繰り返しである。単調な繰り返しの中、ささやかな喜びがあり、それを支えに人は生きていく。統合失調症の人でも、そのことは同じだ。単調な繰り返しを大切にし、そこに喜びが見出せるようになることが大切に思える。いつも進歩や向上を求めてしまう人は、本人に無理をさせたり追い詰めたりしてしまい、結局、真の安定につながらない。

人によっては、就労できるところまで回復する人もいる。しかし、今日の厳しい労働環境の中で、一時代前なら十分仕事をみつけて働けた人も、仕事に就きにくくなっている。そこで就労ばかりを目標にしてしまうと、その人は働けない自分をダメな人間だと思ってしまう。そんなことはけっしてない。あまりにも労働環境が過酷なものになっているにすぎない。健康で元気に溢れた人でも、なかなか就職できない時代なのである。それに賃金労働だけが働くことではない。働き方はいろいろあるのだ。

統合失調症で慢性的な幻聴と妄想をもつある男性は、年老いた老母の世話を十数年にわたってした。認知症の親の面倒をみている人もいる。炊事や掃除といった家事をすることも、大切な仕事だ。炊事や掃除がそれなりに楽しくこなせるようになると、多くの人が安定する。料理ができるようになることも、その人を見違えるほど元気にする。人は何かの形で役立ち、認めてもらうことで、心の安定を得る。「本当に助かるよ」「いつもありがとう」「だいぶ上達したな」といった些細な言葉が、大きな喜びを生む。

患者さんが、自分から進んで通院し服薬を続けることを「治療アドヒアランス」とか「服薬アドヒアランス」という。「アドヒアランス」とは「固執、厳守」の意で、「自分から進んで守る」という意味が強い。かつてはコンプライアンス（遵守）という用語が用いられたが、これは指示されたとおりに薬を服用するという意味である。そうした受動的な治療参加から、もっと主体的に回復を推し進め、再発を予防し、良好な状態を維持していくためには、このアドヒアランスを高めていくことが重要になる。

患者さんが薬をのみ続けるのは、病気に対する認識が生まれ、同じ失敗をしたくないと思うようになるからであるが、それだけではない。治療スタッフや家族との約束を守り、その信頼に応えたいとの思いからでもある。そう思うのは、自分が治療スタッフや家族によって認めてもらえていると思うからだ。自分の価値がこの現実の中に見出せなくなれば、その人は妄想の中に再び逃げ場所をみつけようとするか、それも許されないのなら死を選んでしまう。

支えていくという関係は不思議なもので、いつか支えているはずの人が支えられていたりする。お互いがお互いの救いであり希望であるような関係、そうしたものになっていくように思う。

一旦回復しても、再発しないように治療を続けていくことがどれほど大事かは、改めて繰り返すまでもないだろう。慢性疾患である以上、何年、何十年という単位で治療を続ける必要があるわけだ。当然その間には、さまざまな揺れ動きも起きる。もう何年も病気の症状が出ていないのだから、もう治ったのではないか、薬を止めても大丈夫ではないかと思いたくなる時期もやってくる。

うまく軌道に乗っているときには、できるだけその流れを邪魔せずに、本人の主体性を大切にし、そっと手を添えるだけでよいが、これは危険と思ったときには、断固とした姿勢で警報サインを鳴らさなければならない。「今が大事なときだよ」「再発するかどうかの瀬戸際だから、しっかり薬をのんで」と、初心を思い出させなければならない。

家族の接し方で再発率が変わる

家庭内に安心できる居場所が確保されるかどうかは、統合失調症の予後を大きく左右することが、多くの研究からわかってきている。その程度は薬物療法の効果にも匹敵するという。つまり、いくら薬をのんでいても、家族の接し方がまずいとその効果を帳消しにしてしまいかねないし、逆によい接し方をすることで、少ない量の薬で安定を維持することにつながる。

では、どういう接し方が悪く、どういう接し方を心がければよいのだろうか。

ロンドン精神医学研究所で行なわれた有名な研究では、統合失調症患者の家族を感情表出（ＥＥ＝Expressed Emotion）の強さによって、「高ＥＥ家族」と「低ＥＥ家族」の二つのタイプに分けた。すると、高ＥＥ家族のもとに退院した患者は、九ヶ月以内に再発する割合が五割を超えたが、低ＥＥ家族のもとに帰った患者の再発率は一三パーセントにとどまった。こうした傾向は、規則正しく服薬を行なっている患者のグループで比べてみてもほぼ同様にみられ、高ＥＥ家族での再発率はおよそ四倍にもなったのである。

高ＥＥ家族を判定する基準は、次のようなものである。

①批判的言動が多い
②本人に対する敵意がみられる
③情緒的に巻き込まれている（過保護や自己犠牲的な献身、強すぎる思い入れ）

このうち、最悪のものは敵意である。それだけで高ＥＥ家族と判定する。また、家族の中に一人でも高ＥＥの人がいれば高ＥＥ家族と判定されることも、注目に値するだろう。母親は受容的だが、父親は本人に対して批判的であるということは珍しくない。

しばしば家族のほうは、本人のためによかれと思ってやっているという自覚しかもたず、それが本人にストレスとなっていることはあまり意識されていない。本人のためにという強すぎる気持ちも、かえって害になるのである。

口うるさく一方的に説教するような接し方や、本人の心に土足で踏み込むような接し方は、本人の安全感を奪いストレスを高めて、再発率を上昇させる。過干渉にならないように気をつけ、本人の主体性を尊重することが大事になる。否定的な言い方を極力慎み、ことに、本人を厄介者扱いするような言い方やプライドを傷つけるような言い方は避けたい。

寛容で楽観的であることの大切さ

家族の誰かが本人に対して批判的であったり、敵意を抱いていたりすると、再発するリスクが何倍にも上がってしまう。また、本人の状態に対して、感情的に過剰反応しやすい家族でも、悪化の危険が高まる。

逆に言えば、本人の状態を受け入れ、何か問題があってもそれに対して過敏になりすぎずに、心を寛くもって接することができると、予後がよくなる。

こうした傾向は、社会全体についても言える。精神的な症状に対して寛容な態度を取る社会ほど、回復後の社会適応がよく、転帰が良好な傾向がみられるのである。逆に、過敏で潔癖になりすぎると回復がよくない。

幻聴や独り言といった「症状」がみられる場合、西洋流の精神医学では、それは精神病を疑わせる重要な「症状」である。しかし、開発途上地域の部族社会では、幻聴が少しあるくらいは病気だとはみなされないことが普通である。むしろ、そうした人は「霊能」を備えた人として、尊敬を受けることも多い。実際、先進国では精神病患者とみなされてしまうような人が、途上国の農村ではむしろ高い社会的地位を占めていたりする。

また、病気の予後について周囲が楽観的であると、実際、良好な回復がみられる傾向がある。病気の転帰について悲観的だったクレペリンと、患者の回復についてははるかに楽観的だったブロイラー。ブロイラーが赴任したライナウ精神病院は、当時でも悪名の高い収容型施設であり、慢性の患者が閉じ込められていた。ブロイラーもクレペリンと同じように、この病気は予後不良の疾患で、回復の見込みはわずかしかないと考えたとしても、まったく不思議はなかった。だがブロイラーが、希望をもって取り組んだ結果、クレペリンのときに一二パーセントでしかなかった寛解率は、五倍に上がったのである。

回復すると信じてかかわることが、とても大切なのである。

「理解できない」症状にどう向き合うか

われわれ人間は、他人の心を直接知ることはできないが、表情や言動、行動の意味するもの、つまり、背後にある感情や意図を推測することができる。その推測が、ときには的外れなことがあっても、もう少し言葉をやり取りしてコミュニケーションを深めることで、より正しい理解に辿り着き、相手が感じていること、相手が意味したことを共有することができる。これを、精神医学者であり哲学者でもあったヤスパースは「了解可能」と呼んだ。われわれは通常、了解可能な世界で暮らしているわけである。

ところが、精神病性の症状が起きているときは、幻聴に対して耳を澄ませたり、応えようと大声を上げたり、幻聴が命じるままに窓から飛び出そうとしたりということが起こる。周囲から見れば、その行動はまったく不可解である。理由を聞いても、聞けば聞くほど不可解な答えが返ってくる。

たとえばある女性は、布団を何枚も重ねて敷き、マスクをして寝た。理由を問うと、「一階に新しい住人が越してきて窓を開けるので、スースーして仕方がない。おまけに、タバコをぷかぷか吸うので、煙くて堪らない」とこぼした。もちろん一階と二階では、完全に仕切られているから、階下の住人が窓を開けようがタバコを吸おうが、影響はないはずである。だがその女性には、それがありありと感じられ、苦痛で堪らないのである。

この女性の感じているものを、通常の常識で納得したり、共有したりすることはできない。ヤスパースは、こうした状態を「了解不能」と呼んだのである。

もっと知れば理解できる

このヤスパースの定義は、非常に明快でわかりやすいものに思える。しかし実際には、ことはそう単純ではない。たとえば、このケースの女性の行動や言動にしても、もう少し事情を聞くと、いくらか理解できるようになる。この女性は一度、この新しい住人が部屋の窓を開けて、タバコを吸っているところを目撃したことがあった。ところがすぐ上には、女性の布団が干してあって、女性はとても不愉快に思ったのだ。

「了解」できるかできないかは、明らかに情報量に左右されるし、表面的な行動だけで判断するか、内的な体験にまで踏み込むかでも違ってくる。「了解」する気がなければ「意味不明」とか「支離滅裂」の一言で片づけられやすくなる。「了解不能」といって片づけてしまうことは、ある意味、実に容易である。「了解不能」であるから正気を失っており、精神病にかかっていると結論づけてしまえば、それは単なる症状にすぎず、患者が「意味不明」の言動によって何を意味しようとしたのかは、問題にするだけムダということになる。

しかし、一見、意味不明で不可解に思える言動も、もう少し立ち入って話を聞いたり事情がわかってくると、なるほどと腑に落ちたり、その背後にある気持ちに共感を覚えたりすることは少なくないのである。

精神に対する関心を失う精神医学

ただ残念ながら、今日の精神医学は、そうした意欲や関心を次第になくしているようだ。精神医学という名前をもちながら、精神に対する関心をなくしているのである。非現実的な言動や行動は、病気の症状として捉えられ、薬物療法で消し去ることにだけ関心を注ぎがちである。もちろん、薬物療法によって症状を軽減することが重要なのは言うまでもない。幻覚や妄想は、放置すればするほど脳神経系が損傷されてしまうからだ。

しかし同時に、その人が抱えた症状は、ただ病気の症状であって無意味であるとみなすことでは、その人が抱えている苦悩や、その症状によって伝えようとしたメッセージは、汲み取られないままに終わってしまう。それは、病気を引き起こしている周囲の問題に目を向ける機会を奪い、あたら再発を繰り返させてしまうことにもなる。

しかも、現在の医学の力では、統合失調症の多くのケースで完治させることが困難であるという現実がある。多くの患者が、幻覚や妄想といった症状と長年にわたってつき合っていかねばならないのだ。薬で症状を取り去ることだけを目標にすると、多くの人は、「治らない」という現実にぶち当たることになる。症状を軽減することはできても、すっかり元には戻らず、幻聴や妄想と同居しながら、暮らしていかねばならないのである。

そうした現実に向かい合うとき、その人が一緒に生きている幻覚や妄想といった症状を、単に病気の症状だと切り捨てることによっては、そこに生きている存在は、気持ちを汲み取られることも浮かばれることも難しい。そうした症状をともに受け止め尊重し、メッセージを読み取ろうとすることが大切に思える。

妄想的な言動に対してどう接するべきか

家族や治療スタッフに向かって、非現実的な妄想を執拗に言い立ててくることがある。被害的内容のこともあれば、誇大な内容のこともある。

ことに誇大な内容のものでは、同じ妄想が十年以上にわたって続くことも珍しくない。下火になってあまり口にしなくなったと思っていても、また何かの拍子に、同じ妄想を語りはじめる。

こうした誇大な内容の妄想は、ある部分で、患者の生きる希望や支えとなっている。現実がままならなければままならないほど、自分の偉大さを示す妄想にすがりつくことによって、精神のバランスを保っているともいえるのである。妄想は、現実の世界では満たされない何かを、現実を突き抜けることで代償しようとするものだからだ。それは貶められた自己の尊厳を守る最後の砦なのである。

「ないと寂しい」

長年、自分は選ばれた特別な存在だという妄想を抱いてきた五十代の女性は、新しい薬が奏効して、妄想が消えかけてきたとき、次のように語った。

「それが妄想で現実でないと思うと、とても寂しくて、心細い。本当ではないとわかっていても、そっちのほうがいい」

薬物療法が奏効して、あるいは何かの拍子に、誇大妄想が消えることがある。その場合は細心の注意が必要である。その人を支えていた希望やよりどころが失われた状態だからである。現実の中で希望や楽しみをもつことができればよいが、それが見出せない場合、自殺してしまうこともある。

妄想が消えたとき

ある入院中の若い女性は、世界的なスーパースターに愛されているという妄想を抱き続けていた。きっと彼が病院に迎えにきてくれると言い続けていた。病状がだいぶよくなり、外泊できるまでに回復した。あるときそのスーパースターのコンサートがあり、一人で出掛けていった。無事にコンサートを聴き終え、何事もなかったように戻ってきたので、周囲もほっとした。それから驚くべきことが起きた。彼女は、「自分が愛されていると思っていたことは、妄想だったかもしれない」と語りはじめたのだ。彼女がコンサートで期待したようなことは何も起こらなかったからだ。それからも普段通りに暮らしていたのだが、ある日、外泊中に突然自殺企図《きと》した。

妄想が、本人にとって最後の支えなのだということを理解すれば、「それは現実ではない」とむげに否定したり、非難することは、あまり賢明な対応ではないことがわかる。実際、否定すればするほど頑固に櫓《やぐら》を組む。

しかし、ともすると、「また、そんなことを言って」と顔をしかめ、つい説教したくなる。生真面目で常識的な人ほど、聞き流すことができず、「そんな馬鹿げたことを、どうして言うのだ」と、躍起になって否定しようとする。

それはある意味、神を信じている人に、現実には神などいないと言っているようなものである。本人からすると、自分のよりどころとしているものを否定されることで、余計に自分の価値を貶められたと感じ、それを代償するためにもっと妄想をエスカレートさせてしまう。妄想を否定する者は、次第に本人の「迫害者」として妄想の中に組み込まれることもある。

むしろ、本人の話に誠実に耳を傾け、大切に取り扱おうとする姿勢が大事になる。その場合に重要なのは、そういう考えにすがるのは、本人がどういう状況におかれ、どういう思いを味わっているからだろうかと、背後にある気持ちを汲み取ろうとすることなのである。今、本人は、こういう話をすることによって、何を伝えようとしているのか、言葉の背後にあるメッセージを聞き取ることなのである。

もう一つ大事なのは、本人の存在価値を高めるように肯定的に接するとともに、本人が興味や関心をもっていることにこちらも関心をもつことである。本人のよい点をみつけ出して、そこを評価することも大事だ。

表情が硬く、ぴりぴりしているときには、否定的な言い方や真っ向から対立するような言い方は、極力避けるべきである。本人の話を静かに聞き、しっかり受け止め、その思いを汲み取るだけにとどめる。

被害的なことをよく言う場合、本人は安心感が乏しく、現状に苦しさを感じている。生活の快適さを高めたり、楽しみを増やしたりすることも大切だ。

妄想が色褪せはじめるとき

ある若い女性のケースを例に引こう。彼女は、自分が人気ミュージシャンから愛されているという妄想を抱いていた。彼女にとって、テレビや雑誌を見ることはスリリングで、心騒ぐ楽しみであった。というのも、彼女を愛しているミュージシャンが、番組の最中に、あるいは雑誌の記事の中で、あるいは歌う歌詞に託して、彼女に向けた特別のメッセージを送ってくるからだった。番組の最中にも、彼は大胆不敵にも、彼女に合図を送ってくるのだ。彼女だけを強く見つめてきたり、意味深長な言葉を口にする。彼女は、恥ずかしくてドキドキしてしまう。

「私のことを全部知っているんです。そういうことってあり得るんですかね」とか、「番組中なのに、そんなことまで言っていいのかなって、私のほうが心配になって」と気を揉むのだ。

テレビカメラを通して彼が何をしようと、あなたに彼を見ることはできても、彼にはあなたの姿は見えないよということを指摘したところで、効果はない。彼女はただ、自分の言っていることを信じてくれていないと思うだけだ。

薬物療法によって、睡眠障害や神経過敏や興奮は改善したが、妄想自体は取り去られることなく持続した。彼女は自ら薬をのみ、一人暮らしをするようになってからも、自分で通院して、薬をきちんとのみ続けた。薬をのむことで、神経過敏にならずに安定した生活が送れることを、彼女はわかっているのだ。しかし、ことが妄想の部分になると、話が違った。そこは彼女にとって、譲れない一線なのだ。

診察でも、ごく普通の話をした後で、控えめな口調で恥じらうように、彼女は自分の特別な体験のことを切り出す。その話に触れずに診察が終わりそうになろうものなら、彼女は非常に物足りなさそうな顔になって、席を立つのを残念そうにする。彼女が本当に話したいのは、自分の妄想的な体験であり、それこそが彼女にとって一番関心のあるものであり、肝心なものなのだ。

そのことを聞いてくれないと、彼女としては、診察にやってきた意味がないのである。医者が、そのことをあまり信じてくれていないと感じていても、自分がどんな目にあって、どんな思いをしているかを話したいのだ。

ひとしきり語ってから、「先生は、私の思い込みだと思っているんでしょう。でも、本当なんです。信じてくれないかもしれないけど」と言ってみたり、逆に、「こんなことって本当にあるんでしょうか」とか「こんなことをしていて本当にいいんでしょうか」といった言い方をしたりする。こちらが、それはやっぱり現実の出来事ではなくて、自分の中でそう感じているだけなんだよ、というような説明をすると、頷きながら聞いているが、「やっぱり信じてくれていないんですね」という反応になる。妄想のエネルギーにも強いときと弱いときがあって、彼女自身、自分の妄想に対して、不安や罪悪感を覚えることがあるようだった。そのくせ自分の妄想が現実的でないと指摘されると、妄想は俄然元気になる。

こうした彼女の状態に対して、すぐれた対応をみせたのは母親である。母親は、彼女の病気がはじまって最初の何年かは、彼女の妄想を受け入れることができず、「そんなこと、あるわけないじゃない」と否定し、彼女の言うことが現実ではないことを、何とかわからせようとした。しかし彼女の状態は悪く、しばしば衝突が起き、暴力にまでいたることもあった。

そんな中で、母親もある種の悟りの境地に達していく。彼女の感じているものを否定せずに、尊重した対応を心がけるようになったのである。

「ママにはわからないけど、そんなふうに感じられるのはとても楽しいことじゃない」「あなたがそう感じているのなら、それはそれで素敵なことだと思うわ」といった言い方をするようになったのだ。

ただ、それでも彼女は、母親が妄想を信じていないことはわかっていたし、それだからこそ第三者である医者に、意見を求めたりするのだ。だが医者としては、「きみの言っていることは、すべて現実だよ」とは言えないので、「きみの心の中では、現実だと思うよ」とか「きみがそれで幸せだったらいいんじゃないかな」と、客観的な事実かどうかは棚上げして、心理的事実を肯定する言い方をするしかない。

それに対して彼女は、やっぱり信じてくれていないんだ、と思うのだが、母親や医者が暗に言っていることは、本当かもしれないとも思う。直接否定されずに、気持ちを尊重されたことによって、むしろ冷静に考えられる余地も生まれやすい。

もちろん、それですぐに妄想が氷解するなどということは起こらない。何年も、そうした埒のあかないやりとりが繰り返される。

そうした中で、スターの彼氏もいいけど、もっと身近な彼氏のほうがよくないか、といった話が交わされる。スターの彼氏をもった場合の不都合について、話が盛り上がったりする。そんな中で、彼女がちらっと本音を語る。「身近にいい人がいればいいと思うけど、出会いもないし」。ひきこもっていたのでは、出会いもないことを指摘すると、習い事にでもいこうかな、とかデイケアに通ってみようかなといった発言もみられる。

それから、またさらに一年ばかり時間が流れた頃、彼女は、「芸能人より、普通の人のほうがいいかなと思って」と心境の変化を語る。それ以降も、妄想がすっかり消えたわけではないが、夢中になったアイドルに対する思いが次第に色褪せるように、妄想も色褪せはじめたのである。

「了解不能」と切り捨て否定することは、事態を悪化させるだけであり、改善には役立たない。必要なのはむしろ、了解しようとする努力やスタンスである。妄想は日常的な意味での了解が困難であるが、それゆえ了解する努力が必要になるのだと思う。妄想という非現実的な想念にすがることでしか、自分の存在を支えられない患者に必要なのは、自分の価値を認め、肯定してもらうことなのである。そのためには、非現実的な妄想がわれわれに伝えようとしているメッセージを読み取る必要がある。その人が何を願望し、何を恐れているか、その部分に共感し、支えと肯定を与えていくことが必要なのである。

2 薬物療法の実際

薬物療法の重要性

心理社会的な環境やかかわりも重要だが、それ以上に重要なのが、やはり薬による治療である。ことに、今日のように強いストレスや刺激が溢れた、理想的とはほど遠い環境で生活し、就労さえしていかねばならないとき、薬によって過敏で脆弱な部分を守っていかなければ、改善は難しいし、よくなったとしても再発を繰り返してしまう。

非常に幸いなことに、非定型抗精神病薬の登場で、治療を受ける側も治療する側も、薬物療法で苦労することが減り、スムーズに改善するケースが増えている。薬物療法をきちんとするかしないかの差は非常に大きく、一日にわずか二、三錠の薬をのむだけで、その人の人生をごく普通のものにすることもできれば、まったくひどい状態に陥らせてしまうこともある。薬物療法を躊躇《ためら》ったばかりに何年もの時間をロスし、機能低下を進行させてしまうことも稀でない。

先述のジャズ・トランペッターのトム・ハレルが三十年間、音楽活動に従事し、第一人者にまでのし上がってこられたのも、薬物療法の恩恵に与《あずか》れたからである。それなしでは、本人の努力や家族の支えも、すべて水泡に帰していただろう。ハレル自身こう語っている。「薬をのんでいるからこそ、私は気持ちの安定を保つことができ、やっていけているのだ」と。ハレルは、音楽の演奏をしているとき以外、慢性的な幻聴がある。音楽を奏でているときだけ、彼は幻聴から解放されるのだ。ときには演奏中も観客の囁く悪口が聞こえて、演奏が影響を受けることもあるという。それでも彼が破綻を避けられたのは、妻や仲間の助けとともに、過敏な神経を、薬によって過剰な興奮から守れたからに違いない。

継続的な服薬が重要である

不規則な服薬や服薬の中断は、病状悪化や再発のもっとも主要な原因であると同時に、家族にとってもイライラや心配の原因になる。退院後、二年以内に七〇パーセントの人が、きちんと服薬しなくなるとの調査結果もある。それによって貴重な時間やチャンスが失われるだけでなく、病気が進行してレベルダウンを生じる危険性も高い。さらに高額な入院治療費がかかることを考えると、経済的にも損失である。

服薬の継続に重要なのは、病識であることはいうまでもないが、病識は一朝一夕に生まれるものではなく、根気よい働きかけが大事になる。失敗から悟っていく面も必要であるし、また常々言い続ける中で、その考えが浸透していくという面もある。その意味でも、主治医や家族との信頼関係は重要で、信頼している人から教え諭されることは受け入れられやすいが、逆に信頼できない人から言われると、軽視や反発につながってしまう。

「薬なんかいらない」と言い続けた青年

二十代初めの息子の状態を心配して、母親が息子を無理やり連れて医療機関を受診した。その青年は、この二年ほどひきこもりの状態が続いており、最近は近所の物音に対してイライラし、自分のことを当てつけで嫌がらせをしていると、大声を上げて暴れることもあった。すれ違った人が襲ってくるような気がするという。青年は帰国子女で、日本に戻ってきたとき、ひどいいじめを受けていた。その心の傷が青年の対人不信感や傷つきやすさを強めているようだった。処方された薬を自分からは服用しようとしないので、その都度母親が薬を差し出して、のんでもらうという毎日だった。「何でこんなもの、のまないといけないんだ。病気でもないのに」と、ブツブツ文句を言ったが、母親は主治医の指導に従って、神経が敏感になるのを防ぐのに必要だとか、この薬があなたを守ってくれるのよと、毎回同じことを言い続けた。ひきこもりは改善し、バイトをすることができるようになったが、長続きはなかなか難しかった。そのたびに悲観的になるが、母親は、一番悪かった頃に比べてこんなによくなっているじゃないの、とよい点を言うようにした。十年ほど経った頃から、あまり口を酸っぱく言わなくても、青年は自分から薬をのむようになった。自分からのんでいたほうが敏感にならなくて済むと言い、自分を守るためにのむと話すようになった。一度も入院することなく安定して経過し、一人暮らしをするようになってからも、服薬は自分できちんと行なっている。

こうしたケースはしばしば経験する。言い続けることによって、言われていたことを本人自身が口にするようになる。

「薬ばっかりのんで」

逆に、薬をのむことに対して否定的な気持ちを抱いている家族も少なくない。薬物療法が非常に重要であるにもかかわらず、薬をのもうとする本人の気持ちに家族が水を差すような発言をすることも珍しくない。「薬ばっかりのんで」とか、「いつになったら、薬を止められるんだ」とか、「薬を早く減らしてもらえ」といったことを、本人に言ってしまうのである。本人は、服薬が大事だと言っている医師との間で板挟み状態となって、余分な葛藤や迷いを抱えてしまい、場合によっては服薬の中断から病気が再発してしまう。

また、感情的になりやすいタイプの家族がつい口にしてしまいやすく、患者を深く傷つけてしまう言い回しが、「また病気が出た」「病院に入れるぞ」といった、病気であるゆえに本人を貶める言い方である。そこには、病気に対する否定的な感情や障害を抱えた本人を受け入れられないという気持ちが、もっとも端的に表れている。それによって、本人は余計に病気を抱えた自分というものを否定的にみてしまったり、病気を否認する気持ちに逆戻りしたりする。

こうした言い回しのマイナスをよく理解して、けっして使わないようにしたい。

非定型抗精神病薬による治療革命

一九九〇年代の後半から、新しく精神科臨床の場に登場した非定型抗精神病薬と呼ばれる新しいタイプの抗精神病薬は、統合失調症のみならず、精神科での治療を様変わりさせるほどのインパクトをもたらした。それは、まさに革命的と言っても過言ではない。非定型抗精神病薬がもたらした福音は、主に二つの面に関してである。

一つは、従来型の定型抗精神病薬と違い、錐体外路症状と呼ばれる不快な副作用が少ないという点である。手が震えたり、体が硬く、機械のような動きになったり、目がつり上がったり、じっと座っていられなくなったりする副作用に、患者さんは悩まされてきたが、非定型抗精神病薬では、そうした症状の頻度や程度が軽くなったのである。また、副交感神経を遮断する副作用も軽度であるため、便秘や口渇などの副作用も軽い。

もう一つは、陰性症状に対する改善効果である。これまでの定型抗精神病薬は、幻覚や妄想に対しては高い改善効果を有していたが、意欲や関心の低下、感情的反応の低下といった症状に対しては、あまり効果がなかった。非定型抗精神病薬では、それらの陰性症状に対しても、かなり効果が認められたのである。それまで無気力にひきこもって暮らしていた患者さんが、外に出て、社会的な活動に加わるようになったという症例が次々と出てきたのである。それ以外にも、これまで改善が困難だった認知機能障害に対する効果も期待されている。

こうした二つの面での変化は、患者さんの負担を減らし、服薬アドヒアランス（服薬を積極的に守ること）を高めることになった。

ただ非定型抗精神病薬は、すべてがバラ色の治療薬というわけではない。使用を重ねるにつれて、問題点があることもはっきりとしてきた。その中で、もっとも頻繁に出合う問題は、多くのタイプで体重増加をきたしやすいということである。その結果、糖尿病になるリスクを高めてしまう。糖尿病の人には使うことができないものもある。それまで順調に治療が進んでいても、血糖値が上昇してきた段階で、薬を変更せざるを得ないのだ。

もう一つの問題は、意欲や活動性を高めることと表裏一体の問題で、人によって、また薬剤の種類によって、イライラや不眠、攻撃性が高まる場合があるということである。

主な薬の特徴と副作用

よく使われる薬の効果や副作用の特徴、使用上の注意などを表に纏めて示した。

定型抗精神病薬（従来型）

薬剤名（一般名） 商品名	通常の用量	特徴
ハロペリドール Ⓡセレネース	2〜6mg	優れた抗幻覚妄想作用をもつ抗精神病薬で、非定型抗精神病薬が登場するまで、薬物療法の主翼を担っていた。ドーパミンＤ２受容体をブロックするのが主な作用である。今日も、非定型抗精神病薬で十分な改善が得られない場合、重要な選択肢になる。錐体外路症状が現れやすいことや陰性症状への効果が期待できないことが難点である。
クロルプロマジン Ⓡコントミン Ⓡウインタミン	50〜450mg	世界で最初に開発された抗精神病薬。鎮静効果が強い。イライラや興奮を伴うケースでは、今日でも補助的に使われる。これはヒスタミン受容体をブロックすることによる。ドーパミンＤ２受容体をブロックする作用はあまり強くないため、錐体外路症状は出にくいが、副交感神経をブロックする抗コリン作用が非常に強いため、口の渇きや便秘を起こしやすい。
レボメプロマジン Ⓡヒルナミン	25〜200mg	クロルプロマジンと同じ系統の抗精神病薬で、鎮静効果が強いが、幻覚妄想に対する効果はあまりない。イライラや興奮を抑えるのに、主に使われる。抗コリン作用が強く、口の渇きや便秘を起こしやすい。
ゾテピン Ⓡロドピン	75〜150mg	これも、クロルプロマジンと同系統の薬剤で、強い鎮静効果が特徴である。イライラや興奮が激しい状態に使われる。過鎮静を起こしやすい。

非定型抗精神病薬（新型）

薬剤名（一般名） 商品名	通常の用量	特徴
リスペリドン Ⓡリスパダール	2〜6mg	日本で最初に発売された非定型抗精神病薬。陽性症状、陰性症状にバランスのよい効果が期待できる。低用量では、錐体外路症状などの副作用が少ない。体重増加の副作用はあるが、比較的軽度で、糖尿病の人にも使用可能である。液剤もあり即効性がある。安定化すると、一日一回投与も可能。持効性の注射薬もあり、拒薬傾向が強い患者に有効である。
オランザピン Ⓡジプレキサ	5〜10mg	一日一回の服用でよく、患者の負担が少ない。鎮静作用があり、夕食後または寝る前に一回服用することで、良眠効果も得られる。陰性症状や抑うつ症状にも効果が高い。体重増加を生じやすく、糖尿病の患者には使用できない。口の中ですぐに溶けるザイディス錠があり、水なしでものめるため、不眠時の頓服としても使える。
クエチアピン Ⓡセロクエル	150〜600mg	統合失調症の陽性症状や陰性症状だけでなく、躁やうつといった気分障害にも効果がある。プロラクチン濃度に影響を与えないため、無月経や乳汁分泌、インポテンスといった副作用が起きない。体重増加を起こしやすく、糖尿病の人には使えない。
アリピプラゾール Ⓡエビリファイ	6〜24mg	陽性症状だけでなく、陰性症状に対する効果がとても高い。眠気などの副作用を生じにくく、朝起きやすくなり、活動性が高まることが期待できる。反面、不眠や興奮が生じる場合があるので、オランザピンなどと組み合わせて使う場合もある。体重増加の副作用はなく、月経や性的機能への影響も少ない。

テーラーメイド治療へ

臨床医の経験と勘で薬の選択を行なう現在の治療から、もっと確実に、その人に最適の治療薬を選択する方法はないのかという要望に応えるべくはじまっているのが、受容体の遺伝子多型を分析し、それに基づいて治療薬を選択するという試みである。D２受容体の遺伝子多型を調べることで、どの抗精神病薬が効くかを予測する技術が開発され、実用化されようとしている。今後、そうしたテーラーメイド型の治療が進んでいくことが期待される。

病識が生まれるためには

自分の病気についての認識は、統合失調症の回復において、出発点というよりもむしろゴールに近い。薬物療法によって病識が急速に生まれる場合もあるが、薬物療法だけではなかなか育まれない場合もある。病識は、無理に植えつけようとしても芽生えるものではないし、それが逆効果になることもある。

頑固な妄想に囚われた患者に、ある医師は妄想が間違いであることを指摘し、それをわからせようと躍起になった。患者が「病気ではないので薬はのみません!」と言うと、医師は、「統合失調症という病気にかかっているのだから、のまなければならない」と声を張り上げて説得した。しかし患者は、どんどん悪化していき、薬どころか食事さえ摂らなくなってしまった。

一方、別の医師は、妄想と幻聴に囚われた患者が、「テレパシーが聞こえてくる」と言っても「自分は首相の妻です」と言っても、じっと耳を傾けて「大変ですね。お疲れでしょう」と相づちをうち、患者が「どうもないですから。薬なんか出さないでください」と言っても、「元気になるお薬だから、どうかのんでください」と優しくお願いした。患者は次第によくなって、自分から「お薬はきちんとのみます」と話すようになった。

こうしたことは、往々にしてあることである。病識をもたせることは大切だが、妄想でしか心のバランスが取れなくなっている人にあなたが病気だと言っても逆効果なのである。その人の人間としての尊厳を大切にすることが、治療を受け入れることにもつながるのである。

「私、薬のみます」

初診時十八歳の女性。高校在学中から次第にひきこもるようになったが、顔つきが奇妙で、ときどき独り言や空笑いをするのが聞かれるようになった。十八歳の春頃から、食事をもっていってもあまり食べようとせず、激痩せしてしまったため、医療機関を受診して入院となった。しかし本人に病気という自覚はまったくなく、強く拒薬をしたため、最初の担当医は持効性の筋肉注射を二週間に一回打った。それで睡眠や食事は安定したものの、他の患者とかかわることも、集団でのレクリエーションに参加することもなく、一日中ベッドの上で横になって過ごしていることが多かった。いわゆる「好褥的で、無為・無関心」と表現される状態だったのだ。そうした状態が四年ほど続いた。担当医が交替し、新しい担当医は彼女が女性雑誌を見ていることに目を留め、その内容について話題にすることからはじめた。意外にも彼女は、ファッションや料理に興味をもっていた。そうした話題から、子どもの頃の思い出や彼女が中学時代に頑張っていたというクラブ活動の話などを、気楽に交わした。ときどき彼女の表情に笑顔がみられるようになった頃、担当医は、「きみに退院して、社会でやっていけるようになってほしいから、注射ではなくてお薬をのんでくれないか」と切り出した。彼女は最初、戸惑った様子で、なおも不安そうだったが、何度かそうした話をした後、「私、のんでみます」と言ったのである。それから彼女は、非定型抗精神病薬の錠剤を朝夕のむようになった。担当医は服薬が安定したのを見届けて、持効性の注射は中止した。

担当医は、もう一つの問題点を感じるようになっていた。それは彼女と親との関係がどこか冷ややかであることだった。外出や外泊はまったくないし、面会にきてもすぐに帰ってしまう。やがてわかったことは、彼女の母親は彼女の発病にショックを受け、悪い状態が長く続いたこともあって、すっかり支えていく自信をなくしていたのだった。再びあんな状態になったらという恐怖感も強いようだった。担当医は、今彼女は、回復に向けた大きな転機にいるので、ほどよくかかわりを増やしていくことがプラスになることを伝えた。親も前向きになり、外出や外泊にも協力してくれた。

その後、彼女は退院し、デイケアに通所しながら安定した生活を十年近く維持している。デイケアで料理を覚えたことが、さらに彼女の自信と安定につながった。彼女はほとんど毎日、炊事などの家事をこなしている。料理の腕前もすっかり上達したようだ。外の世界とのかかわりは家族を中心とした、あっさりしたものであるが、一つの役割を手に入れることで、気持ちの安定と自立能力を手に入れたのだろう。

◆タイプごとの注意点

①解体型

「無為・無関心」と表現されるように、自分の世界にひきこもって、終日ぼんやり過ごすという状況に陥っているような場合でも、周囲に関心がないわけではない。ただ過敏さがそれを困難にし、自分の殻にこもることでしか自分を守れなくしているのである。十分な薬物療法によって、過敏性を緩和すると同時に安心感を与え、その人の中の関心や自信を少しずつ引き出し、高めていくことが重要になる。

非定型抗精神病薬に反応して、社会的積極性や意欲が改善するケースが増えている。また作業療法などにうまく定着できると、大きな改善を示す場合もある。治療法も日進月歩であり、改善の試みを続けていくことが重要である。

ほかのタイプ以上に、安心感や安全感を確保し、主体性を侵害しないように気をつけることである。親が過保護、過干渉になっているというケースでは、本人に構いすぎないように心がけ、本人の意思をできるだけ大切にしたい。先回りしてアドバイスや指導をしすぎないことも大切だ。自分のことは自分でやらせるように心がけ、自立能力を高めていくことが大事である。

②緊張型

カタトニー症状がみられる場合、行動の予測がつかないため、入院治療が原則になる。食事や水分摂取がままならなくなることも多く、その場合は、点滴や経鼻栄養などが必要になる。また、筋肉の緊張が亢進することから、高熱が出たり、筋肉細胞が損傷され、崩壊した筋肉細胞から生じるミオグロビンと呼ばれる物質が、腎臓の血管を詰まらせて、腎不全を生じることもある。こうした状態を悪性症候群と呼び、ときには生命にかかわることがある。かつては、統合失調症の重要な死亡原因の一つであったが、治療技術の進歩によって死亡するケースは稀になったものの、熱や尿量や筋肉の硬直には、常に注意を払う必要がある。

症状が激しいにもかかわらず、治療が成功すると比較的速やかに回復する。薬を中断してもすぐには悪化しにくい。しかし、何年かに一度悪化するということを繰り返し、そのうち段々とカタトニー以外の症状が現れたり、気力の低下や作業能力の低下といった陰性症状や認知機能障害が進行する。

比較的予後良好なタイプだが、楽観や油断は禁物である。カタトニーの症状は、ほかのタイプの統合失調症でも、躁うつ病のような他の精神障害でも出現することがある。

③妄想型

被害的な内容の妄想は、本人にとっても苦痛であるが、誇大な内容の妄想を抱くことは、精神の安定に寄与する面もある。つまり、誇大妄想のほうが構造的に安定し、長く持続しやすいということになる。実際、誇大妄想が中心のケースは改善に手間取ることが多い。

というのも、この場合、妄想は本人にとって心地よいものであり、その人の支えやよりどころになっている。いくらほかの面が改善しても、妄想はなかなか取れないのである。よく言われるように、妄想は取ろうとすればするほど取れない。むしろ現実生活の中で自分の役割を見出し、自信を回復すると、目立たなくなっていきやすい。

誇大な妄想が消えたときには支えを失って不安定になり、ときには自殺企図に至ることもあるので、しばらくは注意を要する。

逆に、被害妄想が中心のケースでは、治療が進み過敏性が改善されると、妄想は自ずと取れることが多い。妄想自体、不快なものであり、過敏性の結果として起きている面が強く、心の安定を保つのにもともと必要ではないからだ。

いずれにしろ、妄想という症状を取り去ることに躍起になるよりも、生活や気持ちの面での支えを強化し、病状と上手につき合っていくことのほうが大切で、十分な安心や現実的な喜びをもてるようになると、妄想は自然に力を失っていく。

ある男性の入院患者は、「上の階の人が悪口を言っている」とか「自分が買い置きしているインスタントコーヒーを○○さんがのんでいる」といった幻聴や被害妄想を長年訴え続けていたが、病棟が新築されて、きれいな個室の病室を与えられると、一切そうした訴えがなくなった。

3　豊かな回復のために

薬物療法は、症状を取り去り状態を安定化する上で不可欠であるが、症状を取り去ることは火災の消火をするようなものである。消火活動が終わったからといって、それで問題が片づくわけではない。家を修復し、生活を再建することが必要になる。豊かな回復を遂げ、残遺症状をできるだけ減らすだけでなく、病さえも力にして新しい生き方を手に入れていくためには、薬物療法だけではあまりにも不十分なのである。

決まった日課や役割をもつこと

これまで見てきたことからもおわかりのように、統合失調症の人の安定化のためには、何もすることがない状態よりも、決まった日課や仕事に取り組んだほうが、改善や安定のためにも寄与するところが大きい。病状が悪化して不安定なときは別として、本人の状態に合わせて決まった日課に取り組むように心がけるとよい。統合失調症の人は、新しいことに慣れるのに時日を要する一方で、日々の習慣として一旦確立されると、それをきちんと続けていこうとする。

家事をすることも有用だし、デイケアや作業所に通って訓練を行なうのも役立つ。自分なりに関心のある領域や、将来仕事に役立ちそうな勉強をするのもよい。

ある女性はデイケアの料理教室で料理を勉強したのがきっかけとなって、ときどき自宅で料理を作るようになった。家族が喜んで食べてくれたので、いっそう意欲的に炊事に取り組むようになった。そのうちレパートリーも増え、手の込んだ献立も手際よく作れるようになった。非常に明るくなり、自信をもって何事もできるようになっている。

このケースのように、料理などの家事に関心をもち炊事をするようになると、病状だけでなく機能の面でも次第に改善していくことが多い。

発達障害では、生活を構造化することが安定のために重要なことがよく知られている。統合失調症のケースでも、三分の一近くが発達障害やその傾向を抱えていることもあって、生活の構造化が安定に寄与することが多い。ことに不安定な時期にはその傾向が強く、突発的な予定外のことには混乱を起こしやすい。ある程度安定してくると、徐々に構造を緩めて柔軟性を高めていくことも大事になる。

ひきこもれる環境も大切

過敏な神経をもつ統合失調症の人に、健康な人の原理原則を当てはめようとすることは、しばしば失敗のもとである。健康な人にとっては大いに人と交わり、大いにコミュニケーションすることがよいことだが、統合失調症の人がその通りにやろうとすれば、たちまち気疲れしてしまい、調子が悪くなってしまう。

対人接触を少なめにしたり、表面的なかかわりにとどめたり、孤独な時間を大切にすることが重要なのである。特に通学や仕事を行なっているときには、情報の過負荷が生じているので、むしろ、ぼんやりする時間や一人になって誰とも口を利かない時間を確保することが大事である。そうした配慮がなされるかどうかで、再発するかしないかを左右してしまうこともある。

ほどよいひきこもりは、神経の過剰な興奮を防ぎ、安定化に寄与する。

友だちを作ることはよい面もあるが、それによって対人関係の負担が増えすぎることは、悪化要因となる。仕事をはじめたときも、同僚と親睦をはかろうと休み時間までお喋りをするというのは、疲労の一因になる。五分でもいいから静かな場所で、目を閉じて頭を休めるようにすると、過剰な興奮を予防するのに役立つ。

感情的になって本人の安心感を脅かしたり、過干渉になって本人の孤独な世界を踏み荒らしたりすると、結局、悪いほうに働いてしまう。過干渉で支配的な親や、感情的な反応をしやすい家族と同居している間はなかなか安定しなかった人が、一人暮らしをするようになると、ぐっと落ち着くというケースも少なくない。ただし一人暮らしができるためには、ある程度の自立能力と病気についての理解が必要になる。

認知機能が予後を左右する

第四章で述べたように、認知機能障害は統合失調症の二次的な障害ではなく、むしろ中核的な障害だと考えられている。しかも認知機能障害の程度が、この疾患の将来的な予後にもっとも関係する。認知機能障害は、職業的能力や対人関係能力や自立能力を大きく左右するのである。たとえ幻聴や妄想が少し残っていようと認知機能が高く保たれていれば、服薬を続け、適切な現実的判断を行ない、日々の暮らしを行ない、仕事をこなし、友達や恋人をもち、家庭を営むこともできる。しかし、認知機能障害が高度な場合は、目立った陽性症状がなくても、社会適応や日常生活が困難なものになる。

したがって、認知機能障害をいかに改善するかが、陽性症状や陰性症状の治療と並んで大きな課題となっている。

今、リハビリテーションに立ちはだかる限界は、認知機能障害が軽度なケースほどリハビリテーションの効果が高く、一方、認知機能障害が深刻なケースほど効果が薄いという現実である。皮肉なことに、障害が軽度で大きな改善効果が期待できるケースほど、リハビリテーション治療を受けていないという現状がある。

認知機能を改善する薬

認知機能障害が起きる仕組みがわかってきたことによって、認知機能障害を薬物療法によって改善できる可能性も膨らんでいる。

非定型抗精神病薬は、セロトニン2A受容体遮断作用などにより、認知機能の改善が理論的に期待されたが、実際、定型抗精神病薬と比較して、認知機能に好ましい影響があることがわかってきた。たとえば、リスペリドンは選択的注意、記憶、実行機能、運動技能などで改善がみられ、また感情の認知といった社会的認知にも好影響が認められている。オランザピンでもワーキングメモリー、実行機能、運動速度などで改善が認められ、認知機能に対してリスペリドンと同程度の効果が認められている。クエチアピンなど他の非定型抗精神病薬でも、改善が報告されている。

しかし、認知機能障害に対する非定型抗精神病薬の効果は、全体で見るとそれほどめざましいものとは言えない。非定型抗精神病薬の登場後も、認知機能の低下のために仕事に就けなかったり、自立にも支障が生じている人が、まだまだ多いのが実情である。

そのため認知機能をもっと直接的に改善する治療が求められている。期待されているものとしては、大きくアセチルコリン系刺激剤、ドーパミンＤ１系刺激剤、ＮＭＤＡ受容体などに作用するグルタミン酸系刺激剤に分けることができる。これらの薬剤は現在、研究や開発段階である。

薬よりも重要なリハビリ

認知機能障害の改善に、薬物療法以上に効果が期待されるのは、行動療法的な訓練やリハビリテーションである。認知機能改善のプログラムとしては、それぞれの認知機能の一つをターゲットにしたものと、いくつかの機能を複合的にトレーニングするものがある。通常一つの課題には、いくつもの要素が含まれる。たとえば計算ドリルといった課題でも、注意、ワーキングメモリー、実行機能、処理速度などの訓練になる。書き取りでも、言語的認知だけでなく、ワーキングメモリーや運動技能、実行機能などの訓練になる。音読もワーキングメモリーや言語流暢性などの訓練になる。

訓練が単調にならないように、いくつかの課題を次々とやっていくという方法が採られることも多い。ゲーム的要素を採り入れたり競わせることも、モチベーションを上げる。間違い探しゲームのようなものは、注意やビジランス（覚醒度）を高めるのに有効である。

ただ、認知機能に直接働きかけるプログラムばかりに取り組むことが、改善に効果的なわけではない。社会技能訓練やデイケアのようなより幅広い活動を含んだプログラムを併用することで、認知機能の改善効果はより高まることがわかっている。

また、認知機能の改善と実際の機能には、ズレがあることも理解しておく必要がある。特に知的な認知機能は、社会的な機能の改善にはあまり寄与しない。つまり、知識を増やすとかドリルのような単調な繰り返し練習よりも、問題解決の方法を教えるストラテジーコーチングや実践的な訓練が、実際の機能の改善には役立つ。

精神療法、家族療法、心理教育

精神療法は、統合失調症の症状改善や長期的な予後の改善にはほとんど効果がないとされる。長時間に及ぶカウンセリングや内面に踏み込みすぎた精神療法は、逆に患者にとって負担になり、症状の悪化をきたす場合もある。しかし、服薬アドヒアランスを維持し、また日常生活や職業生活での困難や家族との葛藤を受け止め、現実的な対処をアドバイスすることは、ストレスの緩和や再発予防に役立つ。

また、本人に対する働きかけに劣らず重要なのは家族に対する働きかけで、病気についての理解を深め、感情的で否定的な対応ではなく、過干渉にならないようにほどよく距離を取って、肯定的に接することの大切さをわかってもらうことは、予後を大きく左右する。頭でわかっていてもなかなか実行できないものであり、何度も繰り返し会って家族の側のストレスも受け止めながら、根気よく働きかけを続けていく必要がある。

患者本人にとっても支えていく家族にとっても、正しい知識をもち、医者任せにするのではなく自分から積極的に治療にかかわっていくという姿勢が、治療アドヒアランスの維持にもつながる。

心理教育は病気や治療、症状やストレスへの対処などについて教育的な働きかけを行なうもので、一対一で行なわれることもあれば、グループセッションや多人数でのレクチャー形式で行なわれることもある。病識を深めたり、再発を予防する上で効果がある。

作業療法、社会技能訓練、デイケア

薬物療法が満足にない時代、ブロイラーが作業療法を重視して、大きな改善効果を上げたことについては述べた。第二世代の抗精神病薬の登場によって、陽性症状だけでなく陰性症状も改善しやすくなった。しかしまだ認知機能障害に対しては、薬物療法の効果はわずかである。

実行機能や社会的認知を含めた認知機能の改善には、作業療法や社会技能訓練（SST）、デイケアが重要になる。作業療法にしろデイケアにしろ、近年は作業や訓練だけでなく、遊びや表現的要素などを多面的に採り入れ運営されていることが多く、陰性症状や認知機能の改善に役立つ。目的が明確化したカチッとした集団による訓練とともに、やや自由度の高い緩い集団で過ごすことも、社会的能力の改善や安定維持に重要に思える。認知機能をターゲットにしたプログラムを行なう施設も増えてきており、従来からのアプローチと組み合わせることで、いっそう効果が期待できる。

保健所（保健センター）でも、相談活動などとともに、SSTや料理教室といったグループセッションを行なっているところもある。

作業所、生活支援センター、訪問看護

地域で支えていく仕組みも、徐々に整えられている。共同作業所は、家庭的な集団で安心して仕事に携わることができ、長期的な安定に寄与するケースが多い。地域の生活支援センターも、気軽に立ち寄ってサロン的に利用したり、悩み事を相談したりでき、大いに助けになる。服薬や生活面での不安が強いケースでは、訪問看護が支えになる。病状により家事が困難なケースでは、介護保険を利用してヘルパーを派遣してもらうこともできる。自立のためにグループホームや援護寮を利用することも可能である。

趣味や表現行為も安定に寄与する

統合失調症の人の中には、創造行為や表現行為に高い関心や嗜好をもつ人が少なくない。そうした人においては、表現的な楽しみや療法も、大きな効果を発揮することがある。楽器の演奏を楽しんだり、絵画を描いたり、マンガを制作したりすることが、心の安定や元気を回復するきっかけになることがある。スポーツや将棋といった趣味も、本人の安定に寄与する。家族や友だちと、そうした遊びの機会をもてると、社会的スキルや認知機能の訓練にもなる。

先述のムンクはコペンハーゲン郊外の精神病院に半年ほど入院する。入院中、主治医の勧めでムンクは絵の制作に没頭する。そのとき描かれたのが『アルファとオメガ』と題された一連のリトグラフ作品である。ムンクはその作品の完成とともに回復を遂げていく。

自殺を防ぐ

自殺というと、うつ病などの気分障害を連想するだろうが、実際には、統合失調症の自殺はうつ病以上に高頻度で、およそ半分の人が自殺企図を経験し、一〇～一五パーセントの人が二十年のうちに自殺で亡くなるとされる。自殺のリスクは若い人や高学歴者で高い傾向がみられる。高学歴者や社会的に活躍していた人ほど、失意や喪失感に囚われやすい。本人も周囲も、病気になる前のレベルや目標にこだわりすぎると、現状を受け入れられなくなり、追い詰められやすい。

病気になったのは無理しすぎていたのだと切り替えて、もっとゆったりのんびりの生活パターンや現状に合ったレベルに目標を設定し直すことが重要になる。本人は変わろうとしても、周囲がいつまでも過去の幻を追い求めてしまい、落胆したり現状に対して非難がましい態度を取ると、本人も自分の状態を受け入れることができず、自分を責めたり自信を喪失することになる。

ライフスタイルや価値観を見直す

統合失調症は、生物学的に脆弱な要因を抱えている人に、不利な環境的ストレスが重なったときに、発病という事態に至る。生物学的な脆弱性の部分に対しては、薬物療法が重要になるが、それだけでは病気からの回復を十分なものにし、再発を防ぐことはできない。社会生活や家庭生活が、本人を痛めつけるものとしてではなく、本人の健康を促進し支えるようなものとなるように、軌道修正を図っていかねばならない。病気になる前と同じ考え方や方針で生活していこうとしても、それは失敗を繰り返すだけである。病気になったのを機に、従来のライフスタイルや価値観さえも、見直すことが求められるのだ。それは本人だけというよりも、家族みんなのライフスタイルや価値観もかかわっていると考えたほうがよい。

よい大学に行ってよい仕事に就くとか、高い社会的地位と収入を得るとか、芸術や学問の分野で一流の業績を上げるとか、それぞれの人を知らずしらずに縛っている価値観というものがあって、そこから導き出されるライフスタイルというものがある。発病という現実を前にしても、往々にして本人も家族も、今までの価値観やライフスタイルに縛られたままで、またそこに戻っていこうとする、あるいは戻ることを期待するということが多い。しかし、それは病気をぶり返させ、真の回復からどんどん遠ざかっていく道なのである。

すでにうまく機能しなくなり、破綻をきたしているライフスタイルやその根底にある価値観にしがみつくのではなく、それを一旦捨て去ることが必要なのである。頑張って成功を収めなければならない、働いてお金を稼がねばならない、といった強迫観念から自由になる必要があるのだ。こうした価値観は、マックス・ウェーバーが『プロテスタンティズムの倫理と資本主義の精神』において明らかにしたように、努力と成功、勤勉な労働による経済発展といったことを重視する近代合理主義の産物なのである。すでに見てきたように、近代合理主義が統合失調症を増やし、悪化させるのに一役買ってきたとすれば、一旦そこから脱却することが、病を癒やすのには必要なのだ。

安定したケースでは、そうした価値観の転換が起きている。人生を目標に向かって頑張るものと捉えるのではなく、ゆったりと人生を味わい楽しむという方向に、ライフスタイルも変わっていく。仕事をするにしても、お金を稼ぐために働かねばならないという強迫観念のためではなく、何かに役立ちたいとか生活に張り合いをもつ喜びのために働くのである。それは資本主義や合理主義が要求する生き方ではないが、本来の人間にふさわしいライフスタイルであり、言うなれば、新しい脱資本主義的な生き方であり、むしろ今修正を迫られているのは資本主義の側なのである。

ミーラ・ポプキンの場合

ブロードウェイのミュージカル・スターとして『キャッツ』や『ミス・サイゴン』などで活躍したミーラ・ポプキンが統合失調症を発症したのは、『ミス・サイゴン』の公演中のことであった。彼女はそれから十年間、闘病生活を送りながら、再びブロードウェイの舞台に立つことを夢見て、オーディションを受け続けた。しかしそれは、期待と失意の繰り返しであった。十年の苦しい日々の後、彼女は自分の夢にこだわり続けることをやめ、新しい生き方をみつけることにしたのだ。彼女は結婚して一人の娘に恵まれた。彼女の病はすっかりよくなり、主治医も「完全な回復」と呼ぶほど改善したのである。彼女は現在も精神安定剤の服用を続けている。

未来はけっして暗くない――ジョン・ナッシュの回復

オイゲン・ブロイラーの子息で、精神科医であるマンフレッド・ブロイラーが、二〇〇人以上の患者を二十年以上にわたって追跡調査した結果、二〇パーセントの人が完治した事実を見出した。ボン大学の研究者たちが行なった調査でも、統合失調症の診断基準を満たす五〇〇人の患者を調査した結果、発病後十年では多くの患者はまだ重度の症状を抱えていたが、三十年経つとおよそ四分の一が寛解していたのである。自殺の多くは発病後十年以内に起きていた。つまり、不安定なその時期を乗り越えれば、将来の見通しは明るいということである。

これらの調査が行なわれた当時に比べれば、治療技術はさらに格段の進歩を遂げている。心理社会的な環境にさえ恵まれれば、もっと短期間にもっと良好な回復が実現されるはずである。

最後に、映画『ビューティフル・マインド』でも広く知られるようになった数学者ジョン・ナッシュの、長く苦難に満ちた闘病と奇跡の回復の道程を、改めてここに記したいと思う。

天才的数学者で、ゲーム理論という独創的な数学理論によって後にノーベル経済学賞を受賞することになるジョン・ナッシュの精神に異変が生じたのは、彼が三十歳のときで、マサチューセッツ工科大学の教授昇進が決まりかけていた矢先のことであった。彼は『ニューヨーク・タイムズ』紙を、談話室にいた教授や学生たちに掲げて、ここには他の星からのメッセージが暗号の形で載せられていると言ったのだ。誰もが天才の気まぐれなイタズラだと思った。だが、ナッシュは本気だった。彼は宇宙からメッセージが送られてきて、自分が世界の救済者にならなければならないという誇大妄想に取り憑かれていたのである。ナッシュは次第にひきこもりがちになり、頭の中は数学の研究よりも、数霊術や世界政府や宇宙旅行といった非現実的な考えで溢れた。そして、ついに自分のことを「宇宙調停委員会の委員」だとか「南極大陸の皇帝」であると口走りはじめたのである。

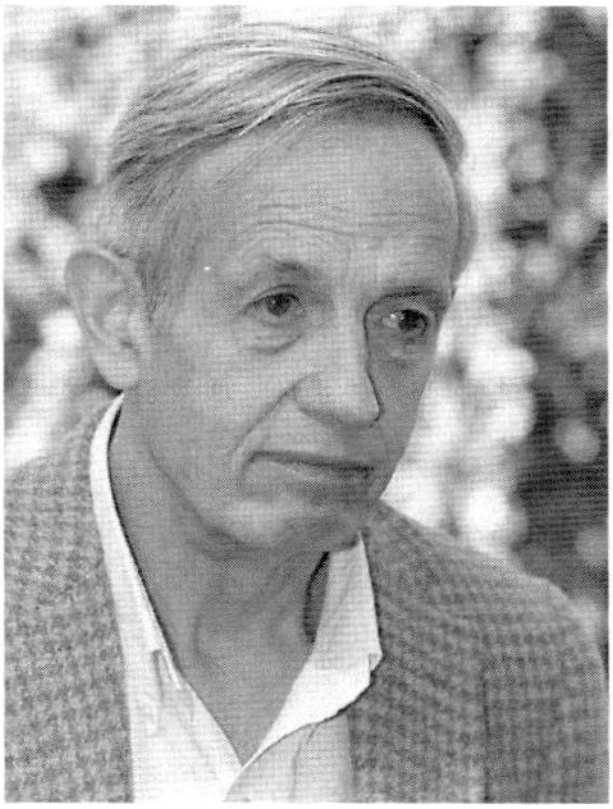
ジョン・ナッシュ（1928年－）
（AFP=時事）

ナッシュはその年、ボストン近郊にあるマックレーン病院に入院し、精神分析的治療を受けた。だが、彼の妄想はひどくなる一方であった。三年後、トレントン州立病院に入院し、インシュリンショック療法を受けた。それは大変な恐怖と苦痛を強いるものであったが、症状は改善した。三十二歳のナッシュはプリンストン大学に復帰し、研究を再開する。しかし、二回の入院と混乱した日々は、妻のアリシアとの関係にすきま風を吹かせるようになっていた。ナッシュは妻が自分を入院させたことで恨みを抱くようにもなっていた。安定は長くは続かなかった。再び妄想が蘇ってきたのだ。アリシアは前途に希望を失い、ナッシュに対して離婚訴訟に踏み切る。ナッシュはさらに混乱し、とうとう近くのキャリア・クリニックに入院させられることになる。

そこで、ナッシュはクロルプロマジンによる薬物療法を受ける。治療は奏効し、妄想は和らいだ。同僚の奔走もあり、ナッシュはプリンストン大学に復帰できることになる。ところがその矢先、またもや妄想や幻聴がぶり返してしまう。自分は「秘密の使命を帯びた宗教的人物」だと思い込み、突然ローマに向かったりした。ついには支離滅裂なことを口走るようになり、キャリア・クリニックに再入院となった。

一九六五年、アリシアや息子とも離れボストンで一人暮らしをはじめたナッシュは、ブランダイス大学で学究生活を再開する。次第に安定を取り戻し、重要な論文二つを発表することもできた。六年もの間ひどい妄想に囚われ、精神科への入退院を繰り返していたことを考えると、それは奇跡的ともいえる回復だった。病気にかかる以前は高慢で、人を人とも思わないところがあったナッシュだったが、人間的にも丸くなり、親切で思いやりのある人間になっていた。

しかし、ナッシュは孤独でもあった。伴侶がほしいとの思いからデート・クラブに入会し、交際相手を紹介してもらおうとしたこともあった。そして再び悪化がやってきた。彼は薬の服用を止めていたのだ。ナッシュは再び妄想に囚われた。部屋は散らかり放題になり、バリケードでも築くように、バッグがいくつも積み重ねられた。主治医は電話をかけて、診察を受けるように説得したが無駄だった。

薬の服用をどうして止めてしまったのかと心配した同僚が訊ねると、「薬をのむと、声が聴こえなくなるんだよ」と答えたという。病気の状態のほうが、ナッシュにとっては慣れ親しんだものとなっていたのだ。

一九六八年、四十歳のナッシュは、ヴァージニア州ロアノークの母親のアパートのもとに身を寄せた。もうそこしか行き場所がなくなっていた。ナッシュは将来に悲観的になり、死を考えるようになっていた。絶えず妄想に苦しめられ、最終戦争が起きて人類が滅亡するという終末感に囚われていた。

頼みの母親は翌年急逝する。ナッシュの面倒は妹のマーサに委ねられたが、妹には二人の幼い子どもがいて、とても異常な振る舞いをする兄の面倒までは見切れなかった。ナッシュの銀行口座は底をつき、無一文になっていた。窮余の策として生活保護を受け、州立病院に強制入院させられることとなった。翌年ナッシュは退院すると、自分を入院させた妹に一生縁を切るという手紙を送りつけた。

ナッシュは州立病院を退院すると、プリンストンに向かう。プリンストンには別れた妻と息子がいた。法律的には離婚したアリシアだったが、ナッシュのことが気がかりで仕方がなかった。アリシア自身うつ病や失業を経験する中で、ナッシュと再び暮らすことを決意したのだ。アリシアが借りていた家にやって来てナッシュは、「下宿人」のように暮らしはじめた。母親の遺してくれたわずかな遺産で家賃と生活費を支払った。ナッシュは後に、「わたしはここにかくまわれ、ホームレスにならずにすんだ」と告白している。アリシアは押しつけがましい干渉はせず、ナッシュのペースを尊重した。必要最小限度のものを与えることが最上の支えだということを、長年のつき合いの中で学んでいたのだ。

定職も何の地位ももたないナッシュだったが、プリンストン大学の校内をうろつき、黒板に意味不明のメッセージを書きつけた。それを誰かが消してしまおうものなら、ひどく狼狽したという。ナッシュは、「幽霊」のような存在とみなされていたが、それなりの敬意を払われた。

治療も中断したままだったが、プリンストンでのナッシュは妄想に囚われているとはいえ、それなりに落ち着いていた。受容的で干渉もされず、自由に自分を表現することのできる環境が、ナッシュにとって安心できる居場所となったのである。

決まり切ったリズムで、こうした日常が繰り返されることとなった。一九七〇年代から八〇年代にかけての二十年間という時間の間に、ナッシュの病は徐々に癒え、状態は次第に落ち着いていった。八〇年代頃から、彼は「自分の殻を破り」学生たちと交流するようになった。それとともに、妄想が次第に剝がれ落ちていったのである。ナッシュはこう語っている。「わたしは少しずつ、妄想に縛られた一連の思考を理性的に拒否するようになった」と。

彼は、外で働いている妻の負担を減らそうと、以前よりも家庭のことに協力的になっていた。夫や父親らしく振る舞うようになっていたのだ。ナッシュの奇跡的な回復は、プリンストンの同僚たちにも知られるようになっていた。

一九九四年の秋のある日、ナッシュは親しい友人でもある数学科の教授からランチに誘われた。教授はナッシュに、夕方きみに電話が入るはずだと言った。「ストックホルムからだ。スウェーデンの王立アカデミーの事務局長からだよ」。その日のランチは、ナッシュがノーベル経済学賞の受賞の知らせに動揺しないように、予め伝えるためのものだったのだ。

ナッシュは統合失調症に翻弄されたという点で、けっして特別ではなかった。ナッシュほどの高い知性をもっていても、長い年月を妄想に囚われて暮らさねばならなかったのだ。それが統合失調症という病なのである。

だがナッシュは、三十年以上に及ぶ闘病生活の末に、統合失調症から回復した。ナッシュの奇跡的ともいえる回復は、多くのことを教えてくれる。とりわけ、その人を支える環境が、この病から回復する上で、いかに重要であるかということを。

そして、もう一つ。この病をわずらうことは大きな試練ではあるが、それによって失うものばかりではないのだということも。そう信じたい。

おわりに　統合失調症と上手につき合う

今や統合失調症は、克服できる病になろうとしているが、同時に、油断のならないこじらせると厄介な病気でもある。初回エピソードでは、七～八割の人が寛解に至るが、再発を繰り返すにつれて、その割合は顕著に下がっていく。今、幸運にも回復を遂げているならば、その幸運を手放さないように、しっかり治療を続けることである。なかなか症状が取れずに困っている人も、希望を捨てることはない。幻聴や妄想のような症状が多少あっても、社会で問題なく生活できている人はたくさんいる。症状があるかどうかよりも、それに左右されないことが大事なのである。

医学は日進月歩である。本文で書いたとおり、統合失調症のメカニズムもかなりのところまで解明されてきている。統合失調症は症候群であって単一疾患ではないため、全容がすっかり明らかになるにはまだ時間がかかるものの、肝心なところがわかるのはそう遠くない未来だろう。メカニズムの解明に合わせて新しい治療薬の開発も進められている。より根本的に作用することで、より完全に症状を取り去り、より高い回復をもたらしてくれるに違いない。

ただ同時に、統合失調症の発症や回復には、環境的要素も重要であることを理解していただけただろう。いくら薬物療法が発達しようと、ストレスが大きすぎたり、適切な居場所がなかったり、いつも非難や否定的な言動に曝されていれば、また病気に取り憑かれてしまう。本人にあった無理のないライフスタイルを身につけ、居心地のよい関係を築き、その人なりの役割をもち、人間としての尊厳が高められるように、本人も周囲も徐々に努めていこう。そして何よりも、健康で明るく笑って、楽しく生きること。見せかけの豊かさではなく、本当の意味で豊かな人生を手に入れよう。家族の方々は、少し肩の力を抜いて、冷静に少し距離を置いたところから、本人を見守ってほしい。

それにしても、せっかくよくなったというのに、就職がなかなかうまくいかず、それが家庭内での摩擦の原因やストレスになり、再発してしまうというケースも多い。それは本人の努力だけではどうすることもできない社会の問題でもある。仕事をするということは、統合失調症の人の回復や安定においても、大きな鍵を握っている。抜本的な対策や支援が求められる。

この病に悩むすべての人の回復と幸せを祈りつつ、筆を擱きたい。

二〇一〇年　八月一日

岡田尊司

主な参考文献

『DSM－Ⅳ－TR　精神疾患の診断・統計マニュアル　新訂版』高橋三郎、大野裕、染矢俊幸訳　医学書院　2002 年
『米国精神医学会治療ガイドラインコンペンディアム』米国精神医学会著、佐藤光源、樋口輝彦、井上新平監訳　医学書院　2006 年
『カプラン　精神科薬物ハンドブック　エビデンスに基づく向精神薬療法』神庭重信ほか監訳　メディカル・サイエンス・インターナショナル　2003 年
『統合失調症治療ガイドライン』精神医学講座担当者会議監修　佐藤光源、井上新平編集　医学書院　2004 年
『統合失調症』風祭元、山下格　日本評論社　2005 年
『統合失調症の認知機能ハンドブック』フィリップ・D・ハーヴェイ、トンモイ・シャルマ著、丹羽真一、福田正人監訳　南江堂　2004 年
『統合失調症からの回復』リチャード・ワーナー著、西野直樹、中井久夫監訳　岩崎学術出版社　2005 年
『非定型精神病　内因性精神病の分類と診断を考える』林拓二編著　新興医学出版社　2008 年
『目でみる精神医学』平井富雄、関谷透　文光堂　1989 年
『狂気の歴史―古典主義時代における―』ミシェル・フーコー著、田村俶訳　新潮社　1975 年
『ビューティフル・マインド　天才数学者の絶望と奇跡』シルヴィア・ナサー著、塩川優訳　新潮社　2002 年
『病跡からみた作家の軌跡』長谷川泉編　至文堂　1983 年
『歯車』日本文学全集 28　芥川龍之介集　集英社　1966 年
『風の音が聞こえませんか』小笠原慧　角川文庫　2010 年
"Kaplan and Sadock's Comprehensive Textbook of Psychiatry (Ninth Edition)" edited by Benjamin J. Sadock et al., Lippincott Williams & Wilkins, 2009
"Surviving Schizophrenia A Manual for Families, Patients, and Providers (Fifth Edition)" E. Fuller Torrey, Collins, 2006
"The Madness within us Schizophrenia as a Neuronal Process" Robert Freedman, Oxford, 2009
"Masters of the Mind" Theodore Millon, Wiley, 2004
"Abnormal Psychology" Frank Costin & Juris G. Draguns, John Wiley, 1989

PHP新書
PHP INTERFACE
https://www.php.co.jp/

岡田尊司［おかだ・たかし］
1960年、香川県生まれ。精神科医。医学博士。東京大学哲学科中退。京都大学医学部卒業。同大学院高次脳科学講座神経生物学教室、脳病態生理学講座精神医学教室にて研究に従事。現在、京都医療少年院勤務。山形大学客員教授。臨床医として、現代人の心の危機に向き合う。主な著書に『パーソナリティ障害』『子どもの「心の病」を知る』『「生きづらさ」を超える哲学』（以上、PHP新書）、『悲しみの子どもたち』（集英社新書）、『脳内汚染』（文春文庫）、『アスペルガー症候群』（幻冬舎新書）など。また、小笠原慧のペンネームで小説を執筆。横溝正史賞を受賞した『DZ』『風の音が聞こえませんか』（以上、角川文庫）、『サバイバー・ミッション』（文春文庫）などの作品がある。

統合失調症（PHP新書697）
その新たなる真実

二〇一〇年十月二十九日 第一版第一刷
二〇二四年六月 六 日 第一版第十六刷

著者――岡田尊司
発行者――永田貴之
発行所――株式会社PHP研究所
東京本部――〒135-8137 江東区豊洲5-6-52
ビジネス・教養出版部 ☎03-3520-9615（編集）
普及部 ☎03-3520-9630（販売）
京都本部――〒601-8411 京都市南区西九条北ノ内町11
組版――株式会社編集社
装幀者――芦澤泰偉＋児崎雅淑
印刷所
製本所――大日本印刷株式会社

ISBN978-4-569-79306-1

PHP新書刊行にあたって

「繁栄を通じて平和と幸福を」(PEACE and HAPPINESS through PROSPERITY)の願いのもと、PHP研究所が創設されて今年で五十周年を迎えます。その歩みは、日本人が先の戦争を乗り越え、並々ならぬ努力を続けて、今日の繁栄を築き上げてきた軌跡に重なります。

しかし、平和で豊かな生活を手にした現在、多くの日本人は、自分が何のために生きているのか、どのように生きていきたいのかを、見失いつつあるように思われます。そして、その間にも、日本国内や世界のみならず地球規模での大きな変化が日々生起し、解決すべき問題となって私たちのもとに押し寄せてきます。

このような時代に人生の確かな価値を見出し、生きる喜びに満ちあふれた社会を実現するために、いま何が求められているのでしょうか。それは、先達が培ってきた知恵を紡ぎ直すこと、その上で自分たち一人一人がおかれた現実と進むべき未来について丹念に考えていくこと以外にはありません。

その営みは、単なる知識に終わらない深い思索へ、そしてよく生きるための哲学への旅でもあります。弊所が創設五十周年を迎えましたのを機に、PHP新書を創刊し、この新たな旅を読者と共に歩んでいきたいと思っています。多くの読者の共感と支援を心よりお願いいたします。

一九九六年十月

PHP研究所